子どもを完全克服に導く

アヤコ式
拒食症
改善メソッド

赤松史子 AKAMATSU AYAKO

幻冬舎MC

子どもを完全克服に導く
アヤコ式拒食症改善メソッド

はじめに

「とにかく食べさせないといけない」
「医師に診てもらって薬を飲めば治る」
「子どもの育て方に問題があった」

拒食症の子どもを抱える親は、誰しもが一度はこのような考えを巡らせたことがあるのではないでしょうか。苦しんでいる子どもの姿を見て、自分自身も気が狂いそうなほど悩み、なんとか希望の光を見いだそうとして手当たり次第に情報を収集して必死に子どもと接していると思います。

しかし残念ながら、ほとんどの親が拒食症とはどのような病気なのかを正しく理解しておらず、一生懸命頑張っているのに回復から遠ざかるようなアプローチをしていることが実に多いのです。

大半の親が、子どもが拒食症だと気づくと真っ先に医療機関へ走ります。そして医師から処方された薬を子どもに飲ませるなど、痩せ細った身体を元に戻すため、とにかく食べさせようとします。それが拒食症の克服方法だと信じているからです。しかし拒食症は心の病であるため、仮に体重が元に戻ったとしても根本的な原因が解決していなければ、一時的に回復したように見えてもすぐにまた再発し、再び医療機関を頼るしかないという地獄のループから抜け出すことができなくなってしまうのです。

私の娘は２００７年、17歳のときに拒食症を発症しました。当時の私は拒食症に対して大きな勘違いをしていて、「とにかく食べさせれば治る」と信じ込み、娘に対して「お願いだから食べて！　食べないと死んでしまうよ」と必死に訴えるばかりでした。ですが無情にも私の言葉は娘の心にまったく届かず、症状はどんどん悪化していきました。そしてある日、医師から「この病気は一生治らない。一時的に良くなっても繰り返す病気。治るとしても何年も何十年もかかる」と告げられたのです。まさに、奈落の底に突き落とされた気分でした。

医師にさじを投げられた娘は、そのままだとますますやせ細っていき最後は死んでしまいます。娘の状態が日に日に悪化していく様子に、ある時、覚悟を決めました。絶対に諦めない、医師が治せないなら私が治してみせる――。そんな思いでもともと学んでいたコミュニケーション法、カウンセリング技法、脳科学や心理学などを自分なりにアレンジして娘の拒食症の克服に試していったのです。

　そうした試行錯誤の日々のなかで分かったのが、私自身の否定的な思考や言葉の使い方、または「こうあるべき」という思考などが娘の拒食症の根本原因になっているということでした。当時の私は、常識や正しさを娘にしっかりと教え込まなければいけないと思い込んでいました。

　そのため娘には「食べなければどうなってしまうのか」という観点から、ひたすら正しい知識を教え込み、食べる必要性を理解させようとしていたのです。そうした考えに至ったのは、私自身の生育環境が大きく影響していました。親の言うことを聞くのは当たり前だという家庭に育った私は、自分がそうだったように圧力をかけてでも強く言うことで子どもに言うことを聞かせなければならないという考えに支配されていました。しかし、そうした関わり方を重ねれば重ねるほど症状が悪化していく娘を見て、あるときふと「もしかしたら今のやり方が間違っているのかもしれない……」と思ったのです。

それからは自分自身の使う言葉と思考、関わり方を今までとは真逆に変えてみることにしました。私が信じ込んでいた価値観、常識や正しさよりも、娘がどうしたいのか、本当は何を望んでいるのかといった心の声に寄り添いつつ、自分自身も幸せでいられるような親子のあり方を探求していったのです。すると、その半年後に娘は拒食症を完全克服することができ、地獄のループから解放されました。それから15年が経過しましたが、その間、娘は一度も拒食症を再発することなく、常に自信に満ち溢れ、社会人として自立して人生を楽しみ、幸せな日々を送っています。

この経験からいえるのは、子どもの拒食症を完全克服させる唯一のキーパーソンは母親だということです。母親は子どもが生まれたときからいちばん近くにいる存在であり、良くも悪くも子どもは母親からの影響を強く受けています。母親の姿を見て子どもが拒食症を発症しているのならば、逆に子どもの拒食症を治せるのは医師でも薬でもなく、母親という存在なのです。

かつての私のように子どもを救おうと悩み苦しんでいる母親を一人でも多く救いたい――。そうした思いで、私自身が実践し短期間で結果が出た独自の手法を「アヤコ式メソッド」と名付け、２０１０年から子どもの拒食症を完全克服に導くサポート活動を始めました。現在は、オンラインを中心に全国各地、海外在住の受講生にもメソッドを伝授しています。

本書は拒食症の子どもをもつ母親に向けて、拒食症の完全克服を実現する「アヤコ式メソッド」について、事例を交えて解説します。母親さえ本気になれば、子どもの拒食症の完全克服は可能です。なぜなら、医師にも見放されて本当にズタボロの専業主婦だった私でも、成し遂げることができたからです。この本をきっかけに、拒食症に苦しむ子どもと母親、そして家族が笑顔を取り戻し、幸せな人生を歩んでいけることを心から願っています。

目次

第1章
病院頼み、食事の強要、子どものしつけ……拒食症に対する７つの大きな勘違い

第２章

拒食症克服のカギは医師でも薬でもない 子どもの心を開く「母親」という存在

第3章

重要なのは「子どもの心」との対話
拒食症を完全克服に導くアヤコ式メソッド

第4章

入退院を繰り返す地獄の日々を乗り越えて――。アヤコ式メソッド10の成功事例

第5章

拒食症は子どもからのメッセージ
母親の笑顔が増えれば症状は自然と消えていく

第1章

病院頼み、食事の強要、子どもへのしつけ……拒食症に対する7つの大きな勘違い

拒食症が一向に治らない理由

拒食症（神経性痩せ症）とは、食べる量を極端に減らすなどの異常行動で、生命の危機に直面するまで痩せても、体重や体型に過剰にとらわれて心身に影響が及ぶ病気のことをいいます。急激に体重が減ると突然死を起こすこともある深刻な精神疾患です。過食と嘔吐《おうと》を繰り返す過食症と併せて、極端な食事制限のような食べることに対する異常を特徴とする精神疾患を摂食障害といいます。

厚生労働省によると、日本では年間21万人が拒食症で医療機関を受診しているとされています。年齢層は10代から20代の若者に多く、女性の割合が高めです。患者が若ければ若いほど母親が主体的に治療に関わることが多いです。

しかし、子どもが拒食症になってもどこで治療を受けたらいいか分からない、専門的に治療をしている病院が見つからないなどの理由で未受診例が多いのが現状です。さらに、治療の中断、再発に苦しむケースもあるため、公表されている受診者数は氷山の一角に過ぎません。

実際に病院で治療を受けてもなかなか完治せずに通院や入退院を繰り返し、長い間この病気と闘っている親子が実に多いのです。その理由は、ほとんどの人が拒食症を正しく理解できていない点にあります。


さかのぼること16年前、幼少の頃から健康で元気だった私の娘は、17歳の夏に拒食症になりました。あんなにも元気だった娘が、いったいどうして――。原因を考えても皆目、見当がつきません。病院に行っても症状は一向に改善せず、日に日に痩せ細っていく娘に向かってとにかく食べるようにと声を掛け続けても、娘は答えてくれないのです。

娘はさらに痩せるためにカロリー計算や必要以上の運動をして自分を追い込んでいくのです。そんな状況に私自身も精神的に追い詰められ、大声で叫びたくなるほど動揺し、生きていくことがしんどいとさえ思いました。

しかし、医師からさじを投げられた状況から自力で完全克服のためのヒントを見つけ出し、わずか6カ月で娘を完全克服に導きました。２０１０年からこの経験とメソッド

を必要としている人に届ける拒食症克服専門カウンセラーとして12年間活動していま
す。そして拒食症の子どもを抱える母親に日々カウンセリングするなかで感じるのが、当時の私のように数多くの勘違いから完全克服を逆に遠ざけてしまうようなアプローチをしている人がたくさんいるということなのです。

勘違い1「病院に行けばいい」

わが子が拒食症になったら、ほとんどの母親はまず病院へ連れていきます。かつての私もそうでした。病院ではガリガリに痩せ細った身体を元の状態に戻す治療を行い、身体が元に戻れば治る、元気になると考えられています。処方薬（抗うつ剤や食欲促進剤）で症状を抑え込み、目標体重を掲げて強引にでも食べさせるので、命は守ることができます。しかし、一時的に体重が元に戻っても拒食症そのものが治ったわけではありません。なぜなら、拒食症は身体の病気ではなく心の病気だからです。拒食症を完全克服するためには拒食症の根本原因を正しく理解し、二度と拒食症にならない心をつくる必要があります。しかし病院の精神科を頼っても、アプローチしている部分が違うので心の病気はそう簡単に治るものではないのです。

私の娘の場合、崖から転げ落ちるようにたった2カ月で10kgほど痩せてしまいましたが、娘は病院へ行くこともカウンセリングを受けることもことごとく拒みました。病院なんか行きたくない、私は病気じゃない、と自分の病気を認めない娘をなんとか説得し、学校から紹介された市立病院の心療内科へ連れていきました。病院では血液検査、尿検査、脈拍測定、体重測定などをしました。データを見せられながら、このまま体重が減り続けたら危険だという説明を受けただけで、ほかに治療らしいことは何もありませんでした。

病院へ行けば治ると思っていた娘の症状は悪化の一途をたどり、発症から半年後には身長１６３㎝、体重35kgと、まさに骨と皮だけの姿になってしまったのです。そんな姿になってもなお、娘は何かに取りつかれたような目つきでさらに痩せることに執着していきました。娘には拒食症に関する正しい知識や食べないことの恐ろしさ、弊害を一生懸命に説明しましたが聞く耳をもちません。

一向に回復しないばかりか日に日に悪化していく娘のために私はわらにもすがる思いであちこちの病院を探しました。どこへ行っても、医師からは治るまでには長い時間がかかる、治すのは難しい、治る保証はない、などと言われました。電話口で治療を断られたことも3度ありました。心療内科のベテラン医師からは、どんなに早くても治るまでに3年はかかるし、10年、20年という人もいる、自分が治りたいと思うまでは治らないとも言われました。

自分が病気だと認識していない娘が、自分で治りたいと思うはずもありません。病院に行きさえすれば治ると思っていたのに「拒食症は一生治らない」「お母さんは何も知らない」と言い放たれたときは言葉にできないほどの絶望感を味わいました。なんの知識もない素人が権威ある医師からそう告げられたら、うのみにしてしまっても不思議ではありません。私は絶望と恐怖と不安に押しつぶされそうになりながらも、何かできることはないかと、ありとあらゆる疑問を医師にぶつけました。すると、母親は黙っていなさい、あなたは女医にでもなるつもりかと怒鳴られました。このような心無い言葉を浴びるたびに、目の前が真っ暗になったことを今も忘れません。

結局、病院へ行ったことはなんの解決にもならなかったどころか、先の見えない大きな不安と恐怖を植え付けられただけでした。「お母さんはどんな子育てをしてきたの？」という医師からの問いかけが「あなたの子育てが悪い」と言われているように聞こえて、私自身がなんの価値もないダメな人間なのだと感じたことは何度もありました。こうして私は、病院を頼っても拒食症を治すことはできないと悟ったのです。

私がカウンセリングしてきた拒食症の子どもをもつ母親たちも、病院へ行っても一向に治らない、入退院を繰り返している、医師から心無い言葉を投げかけられたなどの理由で病院を転々とした末に私のもとにたどり着いたというケースがほとんどです。これは、病院が拒食症の本質を理解せず、表面的な対応だけをしていることを物語っています。完全克服するための手法、心の病気への真のアプローチ法をもっていない、つまり、子どもの心までは治せないのです。

ただ、病院を頼ってはいけないということではありません。拒食症は命にも関わる病気なので、病院は万一の場合に命の保全をする場所として確保しておく必要があります。

勘違い2「食べれば治る」

拒食症で病院に行くと患者とその家族はとにかく食べるように指導されるためか、単に食べれば治ると考えている人がとても多いのが現状です。しかし、病院では食べる必要性やカロリー摂取の重要性、体重低下が及ぼす身体への弊害についてなどの説明を受けるので、食べて体重を戻すことばかりに患者とその家族の意識が向きがちです。

私も医師から受けた指導どおり、娘の痩せ細った身体を元に戻そうと必死になりました。私は娘に毎食時とにかく食べなさいと言い聞かせながら、少しでも多く食べさせようとしていました。食べてもらうために「お願いだから、食べて」と懇願したこともあります。しかし、私の言葉はまったく届かず、娘は痩せることに快感を覚え、もっと痩せねばならないと自分を追い込んでいきました。

あるときは野菜炒めの水分を見て、油が浮いている、太る、と大騒ぎしてティッシュで拭き取りながら2時間以上かけて食べていました。食べても大丈夫なのかと何度も同じ質問を繰り返し、食べ物を眺めては苦しみ悶えるのです。そんな娘を見て私は自分の不安を抑えきれなくなり、いったい何をやっているのかと泣き叫んでしまい、とても冷静ではいられませんでした。

娘は私より10cmも身長が高いのに、幼稚園児のような小さなお茶碗にわずかなご飯と、精進料理のようなおかずを少量用意する毎日でした。それでも、これ太るよね、食べても大丈夫かと私に向かって何度も聞いてくる食事の時間が私は苦痛でたまりませんでした。当時の私は食べれば治ると疑うことなく信じていたので、少しでもいいからなにがなんでも食べて身体を元に戻してほしいと思っていたのです。

娘が食べようとしないのは体重が過度に減って脳が委縮しているから、まともな考えができないせいだ、カロリーを取らないから思考がおかしくなっているせいだ、と医師は言いました。私は、無理やりねじ込んででも食べさせてカロリーを摂取するようになれば、やがてまともな考え方ができて、親や医師の言うことを受け入れられるようになるだろうと考えていました。日に日に痩せ細っていく娘にどうにかして食べさせようと、私の声掛けも次第にエスカレートしていったのです。

生理が止まったらどうしよう、将来子どもが産めなくなったらどうしよう……。身体への負担を気にしてばかりの日々でした。

私は先の見えない恐怖と精神的な負担で自分自身が追い詰められ、もはや脅しに近い言葉の数々を娘に浴びせていました。どうしたらいいのか分からず、不安をぶちまけて娘に言うことを聞かせようと必死だったのです。しかし、私が娘に食べることを強要しようとすればするほど、食べる必要性やカロリー摂取の大切さを死に物狂いで伝えれば伝えるほど、娘の症状は悪化していきました。

さらに5kg痩せて体重30kgになったときは、いつ倒れてもおかしくないと医師から言われました。娘の姿は理科室の骸骨のように痩せ細り、直視するのも耐えられないほどでした。食べさせなければ娘は死んでしまうという恐怖にかられた私はどうしたら食べてくれるのか、この先いったいどうなるのか、いくら考えても出てこない答えを探し続けている一方で、娘は痩せこけて皮だけになった皮膚をつまんで、私は太っている、こんな私は価値がない人間だ、とわめき散らすようになったのです。それはもう怖くて、恐ろしくて、生きた心地がしませんでした。娘にどれだけ食べなさいと言ったところで、いっさい聞く耳をもちませんでした。拒食症は、食べれば治るなどという単純な話ではなく、まずは拒食症の本人が自ら食べたいと思える健康的な心を取り戻さない限り、自分から食べることはありません。

勘違い３「拒食症は完治できない」

私の娘は、医師から「この病気は治らない。治るとしても10年も20年もかかる」と告げられました。同じように、私のもとへ相談に来る母親たちの話を聞くと、３年も５年も治らない、長期間入退院を繰り返しているといった子どもばかりです。

しかし、それがどんなに権威ある医師の言葉だとしても、今となっては真実ではないと言い切れます。その根拠は、私の娘が発症からわずか６カ月で拒食症を克服したことに加え、これまで多くのクライアント（母親）が子どもの拒食症を克服させている実績があるからです。拒食症という病気は何かのきっかけで再発することも珍しくありません。でも娘はあれから15年が過ぎ、その間に一度も再発していません。また、私の講座の受講生やクライアントも拒食症を克服したのち、数年経っても拒食症を繰り返すどころかどんどん自分らしさや幸せを見つけ、拒食症になる前よりもはるかに幸せな人生を送っています。

私が独自に編み出したメソッドに本気で取り組めば、早ければ1週間、通常3～4カ月で回復の兆しを見せて克服していきます。なかには1カ月でみるみる回復を遂げる人もいます。子どもが拒食症でどれだけ長い間苦しんでいても、母親が覚悟を決めて取り組めば完全克服はそれほど難しくはありません。私が娘の拒食症克服を諦めなかったように、最後までメソッドをやり切った多くの母親は子どもの拒食症を克服しています。

では、なぜ拒食症は完治できない病気と考えられているのかというと、それは病院には完全克服に導く真の解決手法がないからです。拒食症は心の病気なのに、ただひたすら食べさせて身体を元どおりにすることがゴールとなっていて、そもそものゴール設定やアプローチが間違っているのです。体重だけ増えても心が治っていなければ、根本的には何も変わっていないので、すぐにまた元に戻ります。本当は食べることが死ぬほど怖くてつらいのに、退院するために無理やり食べて体重だけ戻し、退院して帰宅した途端急激に食べなくなり一気に痩せ細る子どもたちはたくさんいます。あるいは食べること自体はできるけれども心の奥底で食べている自分に罪悪感をもち自分を責め、心の病として残り続けた結果、何年も経ってから何かのきっかけで再発するケースもあります。こうして、症状を繰り返したり、長期化したりしてしまうのは、結果的に病院では治せないことを物語っています。そして、拒食症は完治できない病気だと決めつけているのです。

　私の娘のときは病院に頼っても治らないと悟り、医師に治せないなら私が絶対に娘を治すと覚悟を決めました。そうはいっても、２００７年当時の私は書店やインターネット上で拒食症に関する情報を探しても、ほとんど見つけることができませんでしたし、ましてや、拒食症を完全克服したという情報は皆無に等しく見つけることはできませんでした。

私の娘が拒食症になった16年前は、拒食症は完治できない病気という認識が当たり前でした。ですが、それは違います。子どものどんどん痩せ細っていく身体に対してアプローチするのではなく、拒食症を生み出す根源となっている心に対してアプローチすることで、拒食症を克服することは可能なのです。

勘違い4「拒食症は時間をかければ治る」

一般的に、拒食症は長期化したり、治ったように見えても再発したりする病気です。

私の娘のときもベテラン医師からどんなに早くても治るまでに3年はかかるし、10年、20年という人もいると告げられました。裏を返せば3年、10年、20年と長い年月をかければ治る病気という意味にも取れます。しかし現実は病院の治療法に従っている限りは何年かかっても拒食症を完全克服することはできません。

長期的な支援が必要と言われても、日に日に痩せ細って弱っていく子どもが目の前にいるのに、気の遠くなるような時間をかけて治療をしている場合ではありません。食への異常なこだわりをもち、精神的に常に不安定な状態の子どもをケアする親の負担を考えると、気力・体力・精神力が維持できるかどうかも気掛かりです。

拒食症の子どもを抱える母親の多くは、このような苦しい日々を送りながら、いつか治ると信じて見守っていることも多いです。けれど、どれだけ時間をかけても、どれだけ長期入院しても、拒食症の本質を理解し、根本原因にアプローチしない限り完全克服は難しいのです。拒食症の子どものケアで母親が疲弊し、倒れて入院してしまっては本末転倒です。

勘違い5「病院の圧力をかける治療法で治る」

拒食症の子どもを病院へ連れていくと、本人の意思に関係なくありとあらゆる治療法を提案されます。本人の意思だけでは必要な量の食事を食べられないので、体重を増やすために精神的に負荷をかける治療法を行うこともあります。

「体重が○kgになったらスマホを触っていい」

「１日１７００キロカロリー取れなければ学校へ行くのは禁止」

低体重で入院した場合は、

「体重が○kgにならないとベッドから出られない」

「体重が○kgになるまで退院できない」

このようにルールを作り、そのルールを達成できたら○○してもよいというものです。しかし、拒食症の心はすでに食事の回数、食べ物の内容やカロリー、人によっては食べる前の儀式など、自分で自分の心をルールでがんじがらめにして自分を追い詰めています。

ルールを守れない自分はダメな人間と自らを裁き、見えない心のなかで常に強迫観念を生み出し続けているのに、さらに追い打ちをかけるようなルールを課している状態です。そして一刻も早く病院から出ようと、今だけ、退院するため、と自分を追い込んで食べ物を口にねじ込みます。このようにして一時的には体重が増えますが、心の状態は以前にも増して悪化してしまい、拒食症の子どもは強迫観念がさらに強くなって心が壊れていく可能性が高いのです。

このような治療法で一時的に体重が増えても、拒食症を克服したとはいえません。退院後、病院で増えた体重を元に戻そうとすぐに食べ物を減らしていくからです。母親が子どもの体重の減少に気づいてもどうしたらいいのか分からずに、また追い詰められていきます。拒食症の本質と根本原因、その解決策を正しく理解していなければ、このような状態は永遠に続きます。そして入退院が繰り返されるのです。

生きるためとはいえ、拒食症の本人は無理やり食べさせられる、ルールを課せられるなど、自分の本心と反することを強要される病院から退院するため、必死に食べて、心が安定しているように振る舞うこともあります。ですが、根本となる心の病はなんら治っていないのですから、家に帰ればまた元の拒食症の状態に戻るだけです。

しかし、退院時に医師から、身体が先に治り、心はあとから治る、などと言われればうのみにしてしまうことがほとんどかもしれません。私は相談に来た母親から実際に医師がそう話したという話を聞いて大きな憤りを感じました。拒食症は心の病です。傷んでしまった心の状態が食べ方や過度のこだわり、体重、体つきとなって外側に表れているのです。

まずは心を治さないと、自分から食べられるようにはなりません。医師の言葉を信じて子どもが拒食症を克服していれば問題ありませんが、実際は何年経っても入退院を繰り返して、克服から遠ざかっていくのです。この結果こそが、真実を物語っています。

勘違い6「家庭環境の改善で治る」

当時、私が読みあさった関連書籍にはいずれも、母親の愛情不足や家族の愛情不足、夫婦の仲が悪いといったことが原因だと書かれ、肝心な克服方法はどこにも書いてありませんでした。医師やカウンセラーからも、家庭環境の影響などと同じようなことをたびたび言われ、私自身もどんどん追い詰められていきました。

相談すればするほど苦しくなり、もう誰にも話さないと心に決めたのです。私は孤軍奮闘状態でクタクタになり、精神的に疲れ果てていました。不安と孤独でヒステリックになり、そんな私の姿を見た夫から、おまえの頭がおかしい！とか、おまえが精神科へ行って薬飲め！とまで言われ、今思い出しても、あの頃の家庭環境は最悪だったと思います。

また私の嫁ぎ先では、専業主婦だった私は「嫁に自由なし」と行動を制限されていつも見張られているような生活をしていました。姑が気に入らないことがあると、土下座して謝れと怒鳴られたこともありました。もし何か意見を言えば「黙って従え」と一蹴される日々だったのです。

そのような毎日のなかで、私は「感情をなくせばラクになれる」と考え、何も感じないようにすることで自分の心を守ろうとしていました。やがて私は心を失い、すべての判断基準は、心がどう感じているか？ではなく、ますます常識や正しさ、周りの目を気にする他人軸を基準として生きるようになりました。

しかし、自分の心を殺しながら生きることで、無意識に自分を否定し続け心の奥に追いやられた悲しみや怒り、不安からイライラした態度を取っていました。家族からは、いつも怒っていると言われました。

当時の私の判断基準はすべて、何が正しいのか、姑の機嫌を損ねない選択は何か、で、いつも周囲の顔色をうかがい、本当の自分はどうしたいのか分かりませんでした。

そんな環境で娘が拒食症になると、夫も姑もいっさい娘の病気に関与しなくなりました。結果的に私はたった一人で娘の拒食症と向き合っていきました。娘を一人で見ていく重圧を感じた一方で、誰の指図も受けず自分の考えたとおりにできることに内心ホッとしていました。

私は医師に治せないならどんなことをしても私が治してみせる、諦めなければ絶対に道は拓ける！必ず何か方法はあるはずだと腹くくりをしました。そして、自分の生きづらさの原因や解決策を知りたくてセミナーを渡り歩いて学んできたさまざまな心理学や脳科学、コーチング、カウンセリング技法などを、娘と自分に応用することを思い付き、実験を始めました。

私自身と娘に実験を重ねるうちに、長い間牢屋に閉じ込められていた囚人が初めて外の空気を吸ったときのように、とても新鮮な感覚を覚えました。さらに、その心理学や脳科学、コーチングのなかに娘の固く閉ざされた心を解きほぐし開いていくような働きかけの方法や、私自身も本当の自分を生きる手法があると気づいたのです。

結果的に、心理学、脳科学、コーチングを深く学び実践したおかげで、娘は拒食症を克服することができました。そして、自分の感情を押し殺して生きていた私自身の心もまるで死に直面していたかのような絶望の淵からよみがえってくることができ、本当の自分に戻れたのです。

娘が拒食症を克服してから約5年後に私と夫は離婚しました。最後まで、夫や姑の態度も私との関係性も相変わらずでした。私や娘を取り巻く家庭環境は最悪の状態から何も変わりませんでしたが、私自身の思考パターンと言語パターンを変えたことで、娘は拒食症を克服できたのです。

もし今、子どもが拒食症で苦しんでいても、それは愛情不足ではないし家庭環境のせいでもありません。確かに家庭環境は私たち母親や子どもに多大な影響を与えているものの、それが本質ではないのです。だから、母親としての自分を責める必要はありません。拒食症はただ家庭環境を変えれば克服できるものではなく、母親の頭のなかを長い間支配してきた思考パターンと使っていた言葉のパターン（癖）を変えればよいだけなのです。私は自分の体験と多くのカウンセリングの実績から、そう確信しています。

勘違い7「子ども本人の病気」

子どもが拒食症になると、医師も母親も原因は子ども本人にあると考えます。あるいは、子どもが病気になっているのだから子どもにアプローチして治すのが当たり前と考えます。確かに、食べなくなるきっかけは容姿を気にして始めたダイエット、あるいは友人の何気ない一言や人間関係などの悩みからくるストレスなども考えられるかと思います。そしてある日を境に急激に痩せていき、まさに、坂道を転げ落ちるように悪化していくのが拒食症の特徴です。

そして、子どもの様子に慌てて母親が病院へ連れていくと、医師は当然ながら子どもの身体のデータを取り、子どもに対してカウンセリングをして薬を処方するなどが一般的です。これまでの常識で考えれば病気を治すのは拒食症になった当事者自身であり、治す取り組みをするのも当事者自身です。私の娘が拒食症になった当時も、それ以外の選択肢は考えたこともありませんでした。

しかし本当は、拒食症は子ども本人の病気ではありませんでした。なぜそう思えるようになったかというと、私自身が身をもって経験したからです。そして、その真実を解き明かすカギは、私が娘の拒食症を克服に導いた手法にあると確信しています。

私は、娘の拒食症を克服に導くために心理学とコミュニケーション法で学んだことを実践して娘の感情を絶対に否定せず、私が受け入れていく関わり方を実践してみました。

娘の言葉や思いに対して、「そうなんだ。そう感じているんだね」と受け取り、「よかったらもっと聞かせて」と向き合い、本人が掛けてほしい言葉を投げかけていきました。以前は娘にどんなに拒食症の恐ろしさや娘がやっていることの不条理さを訴えても悪化していくばかりでしたが、次第に娘自身も不安や自己否定を解消していき、笑顔が増えていきました。そして私が変わることで、娘も変わっていったのです。

　このようにして起こったプラスの出来事をきっかけに、これまで学んできたさまざまな心理学、脳科学、コーチングコミュニケーション法、カウンセリング技法などが娘の拒食症を克服するために使えるのではないかとひらめき、どんどん実験していきました。もちろん、最初からすべてうまくいったわけではありません。多くの試行錯誤、膨大な実験（チャレンジ）と失敗、修正を繰り返しながら私自身が自分を認め、肯定し、娘の感情も肯定していくことを積み重ねていきました。すると、私が立てた仮説どおりに娘は拒食症を手放し、克服していったのです。正直なところ、娘が拒食症を克服するまでの間に受けた病院の治療は特にありません（体重測定、尿検査、血圧測定、血液検査のみ）。カウンセリングも毎日食べたものを記録しなさい、とか楽しいことはなに？など、拒食症の本質の改善にはまったくつながらない内容であり、精神的なプレッシャーにもなっていたため娘が拒絶し、「カウンセラーに話すことなどない」と断ったため、結局まともに受けたことはありません。

　しかし、私自身が学んでいた心理学や脳科学、コミュニケーション法を独自にアレンジし、まず自分に実践したことで、自己肯定感、自尊感情などがどんどん向上しました。さらに、魂に沿う本当の自分で生きられるようになったことで娘は６カ月で拒食症を手放しました。子どもの拒食症の真の原因は「幸せを遠ざける母親の思考パターン」にあったのだと分かったのです。

母親は子どもが生まれた瞬間から最も近くにいて、長い時間をともに過ごします。子どもは母親の影響を多大に受けて育ち、母親の思考パターンや発せられる言葉を無意識のなかで自らの脳内にインストールしていきます。

つまり、拒食症の子どもの状態は母親の思考パターンを映しだす鏡だったのです。子どもの拒食症は母親に対する警告です。すなわち子ども自身の病気ではなく、母親の思考パターンが原因となって子どもの拒食症として表れているのだということです。

そして、その母親の思考パターンによって母親自身も長い間苦しんでいます。しかし感情にふたをしながら生きているため、自分では気がつけないことがほとんどなのです。

子どもが拒食症の母親は、病院やスクールカウンセラーからさまざまなアドバイスをされます。

例えば、子どもを信じて見守りましょう、とか、入退院を繰り返して本人がまずいと気づくまで待ちましょうと言われたり、あるいはお母さんは自分の人生を楽しんでくださいなどと言われたりすることもあります。

残念ながら、どれも勘違いです。そもそも、母親の無意識のなかの幸せを遠ざける思考パターンを子どもが自分の脳にダウンロードし、母親と同じ脳内データを使って生きていくなかで拒食症になっているのです。拒食症の状態を生み出し続けている脳の中のデータを変えずに、ただ見守っていても何も変わりません。

また、外側の行動だけを変えて、例えば旅行に行って楽しんだり、欲しかったものを買ったりして一時的に楽しいと感じたとしても、子どもが拒食症の状態になる思考パターンやそのもととなる脳内データをなんら変えていないため、拒食症の根本解決とはほど遠いものなのです。過去の私もそういう表面的なアドバイスを多数受けましたがまったく役に立たないどころか、娘の拒食症は悪化するばかりで、これらがいかに大きな勘違いであるかということを身をもって学びました。

第2章

拒食症克服のカギは
医師でも薬でもない
子どもの心を開く
「母親」という存在

拒食症とはどのような病気か

痩せ願望が非常に強くカロリーや体型に過度にこだわり、食べることを極端に拒むため、身体がどんどん痩せていくというのが拒食症の主な症状です。そして、その原因となっているのは強い自己否定が生み出している心の状態です。しかし、生命に危機が及ぶほど痩せてしまう重篤な心の病気の根本的な原因をきちんと理解して説明できる人に、私はこれまで会ったことがありません。

娘の拒食症を完全克服した体験と拒食症克服応援カウンセリングを12年以上行ってきた実績により私が断言できるのは、拒食症の子どもたちは、必ずといっていいほど自己肯定感が低いということです。自分そのものを過剰に否定しているため、自分を追い詰めるほどのルールや義務を自らに課して、それらをクリアすることで偽りの自己肯定感を手に入れようとします。そうしないと拒食症を超えてもっと自分の心を壊してしまい自己破壊の領域にまで行ってしまうからです。

例えば、自己否定し続ける苦しみから逃れるためにカロリーや体重に過剰にこだわり、自己否定をする苦しみから逃れるために、自らの身体を使って痩せていくことに達成感を得て、自身を認めていくのです。

過剰な自己否定はやがて自分自身の存在そのものを否定するようになり、最悪の場合は自ら命を絶つこともあります。しかし、多くの場合は本能レベルの生存欲求があるため、カロリーや食事制限、体重管理などへの依存と執着で過剰な自己否定から無意識に意識をそらせ、自分の命だけは守ろうとしています。

娘の場合は大学受験を目前にして「私は勉強できている？　私は大丈夫なの？」と繰り返し、私がクタクタになるまで問い続けました。自己肯定感が極端に低かった娘は、自分で自分を受け入れたり認めたりすることができず、私に言葉で問い掛け今の自分が置かれている状況を確認せずにはいられなかったのです。

拒食症の子どもには共通する思考パターンがあります。こうあるべきという「べき思考」が強く、自分のルールに反することを受け入れられません。また、周りを優先し過ぎて自分の感情を押し殺しているため一見とても良い子、という印象があります。そのため親は扱いやすく、よく言うことを聞く子だと思っているかもしれません。

でもそれは周囲を優先し周りに合わせることで無自覚に自分の想いや感情を否定しているからなのです。俗にいう優等生タイプ、常識や他人基準の正しさを優先する真面目なタイプです。ただ、このような思考パターンでは、生きていくこと自体が息苦しくなり、心が壊れてしまうことも頷けます。

娘の場合も、ガリガリに痩せたことで身体の脂肪がなくなってしまい異常に寒がっていました。その寒さに耐えるために保温性インナーを9枚も重ね着してまで「学校は休んじゃいけないんだ！　学校にすら行けない私に価値はない。みんなから勉強が遅れちゃう」と、フラフラになりながらも片道2時間の高校へ通い続けました。

極度に自分を過小評価してどんどん追い詰めてしまうのは、拒食症の人に共通してみられる傾向です。その根底にあるのは、自身で作り上げてしまった生きづらい信念でもあります。そしてそれは、生まれたときから常に身近にいる母親の否定的な思考パターンから大きな影響を受けているのです。

医師やカウンセラーから子どもの拒食症の原因は母親だという話を聞いた人もいると

思います。私もその一人ですが、彼らは「母親の愛情不足」「母親と子どもの関係に問題がある」と言うだけで、愛情不足ならば何をしたらいいのか、親子関係のどんなところに問題があるのか……ということまでは教えてはくれませんでした。

その答えが分からないから拒食症の子どもをもつ母親は何軒もの病院を転々とし、どうにかして子どもが元気な身体に戻るようにと必死に呼び掛け、時には自身を責めるのです。私も娘に愛情があるからこそ、拒食症のことを調べ尽くし、娘のことを治してくれそうな病院を渡り歩きました。

しかし、どこに行っても漠然とした答えしか得られませんでした。求められている母親の愛情や親子の関係性などについての説明があいまいかつ抽象的であり、具体的にどうすればいいのかがまったく分からず娘の症状は悪化するばかりでした。そんな絶望しかない日々のなかで、私はあることをきっかけに、それまで前例のないやり方で拒食症の娘の心にアプローチする方法を試みたのです。

私は以前から人の心にアプローチをするコミュニケーション法、コーチングやカウンセリング技法、脳科学や心理学などに興味があり数多くのセミナーで学んで知識を得ていました。その過程で、私自身が幼い頃から母親の期待やプレッシャーに苦しんでいたことに気がついたのです。

私は母からいつも「あなたはお姉ちゃんだから一人でなんでもできる」と繰り返し言われて育ちました。1歳半下の弟は無条件で母からかわいがられるのに、私は母に認められたくて、母の言葉に縛られて甘えることができませんでした。私は母の愛を感じたくて一生懸命母の期待に応えようと勉強やスポーツを頑張り続けました。でも、たとえ良い成績をとっても母からは「できて当たり前」という評価でした。だからこそ、もっと頑張って母に褒められたい、認められたい、愛されていると感じたい、と強い承認欲求をもつようになりました。

その結果、母の愛を得るために、母が望む仮面をつけて生きていたのです。そして、いつの間にか仮面をつけた自分と素顔の本当の自分との区別がつかなくなっていました。

さらに自己分析を進めていくと、幼少期だけでなく嫁ぎ先で虐げられる日々を送るなかで否定的な思考パターンに支配されていたことを自覚するようになったのでした。そんな私に育てられた娘の頭のなかも私と同じような状態で、私と同じ思考パターンによ

◆ 拒食症の根本原因

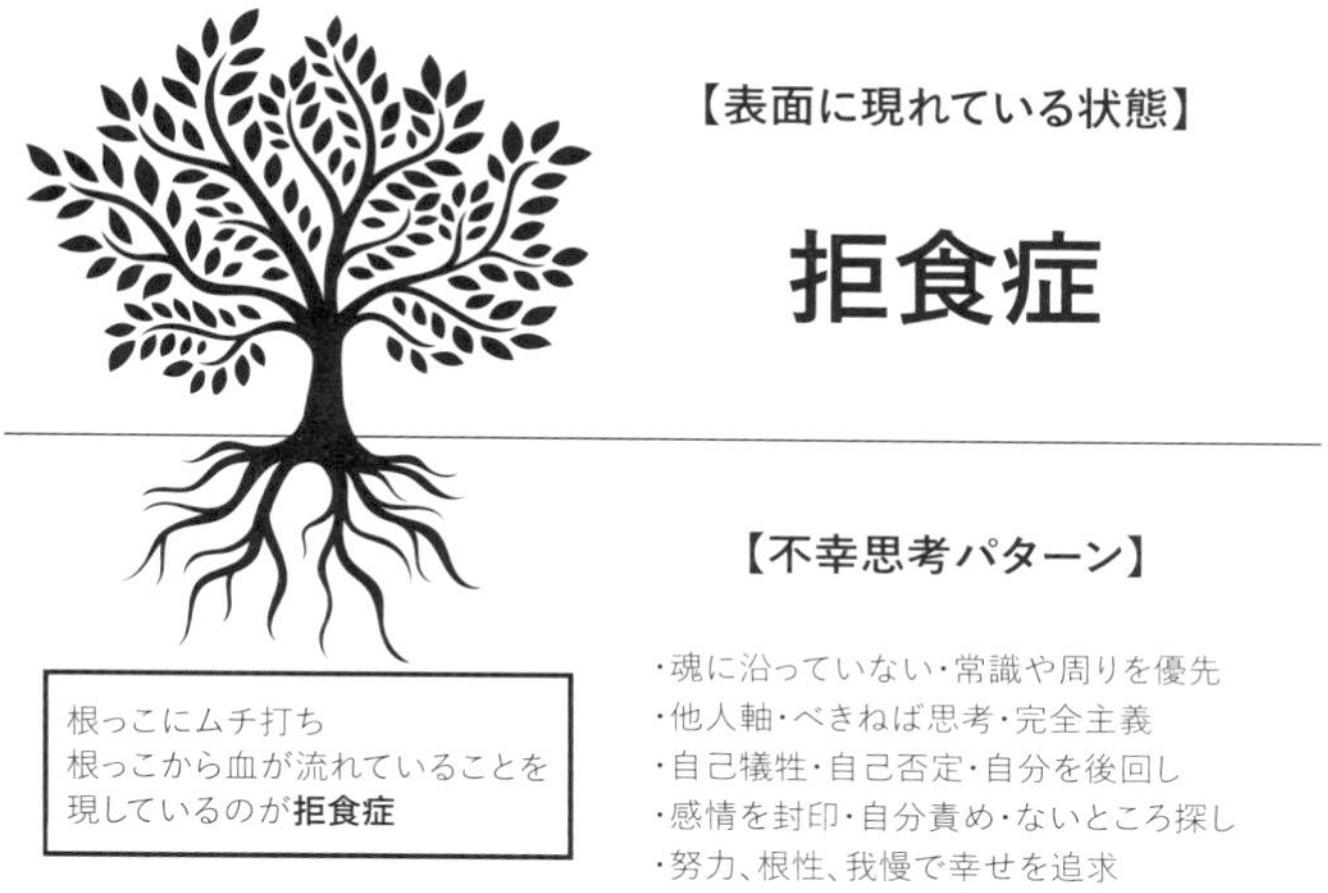

著者作成

り心を傷つけ、本当の自分を殺した生き方によって拒食症になってしまっていたのです。

どんな病気にも、その人が身体を通して発信しているメッセージがあります。拒食症の場合、子どもが母親に向けて、自分を苦しめる不幸な人生を送るという思考パターンを根本から変えて、真の幸せな生き方を手に入れてほしいと訴えているのです。

このことに気がついた私はこれまで学んできた特別な言葉の使い方やコミュニケーションスキルを使って、自分の心と娘の心に寄り添うことを始めました。

まず行ったのが、私自身の否定的な思考パターンをすべて肯定的な思考パターンに書き換えるという脳内改革です。そのために否定的表現をことごとく肯定的表現に変えていきました。そして、娘のなかにある感情のすべてを肯定して受け取りながら娘の心に寄り添いました。

私の脳内が否定的な思考パターン（不幸思考パターン）から肯定的な思考パターン（幸せ思考パターン）に変わっていくと同時に、娘の頭のなかも同じように変わっていきました。そして拒食症を自然に手放していったのです。

子どもの拒食症は母親への警告である

親は子どもに対して、無意識レベルで多大な影響を与えています。母親の頭のなかが不幸な人生を創る否定的な思考に支配されていて、それをベースに無自覚で子どもに関わり続けていれば、よかれと思ってやっていることが子どもを苦しめる結果になってしまいます。そして、無自覚でやっているために母親がその事実に自ら気がつくことは非常に難しいのです。

また、母親も、自分が育てられたように子育てをしているため、まさか自分のやっていることや発している言葉が、のちに子どもを拒食症にしてしまうなんて、想像すらできません。しかし、子どもが拒食症になるという人生のどん底のような出来事は、母親も子どもも自分の人生そのものを好転させ、魂に沿って「真」に、自由に豊かに、自分らしく輝いて生きるための新しい人生への扉を開ける大きなきっかけとなるのです。

今となっては至極当たり前なのですが、拒食症の子どもをもつ母親がこのメッセージを受け取るのは簡単なことではないと思います。

私自身でさえ、娘のことでもがき苦しみ深く悩んでいた当時に、子どもが母親の苦しみを自身の身体を使って現しているとか、子は親の鏡とか、子どもは母親を幸せにするために拒食症になって知らせていると言われても、すんなりと納得することはできなかったと思いますし、聞く耳すらもてなかったかもしれません。

けれども、娘を拒食症から完全克服させて分かったことは、娘のガリガリに痩せた身体と心は、私の生きづらさや自己否定癖の投影だということでした。娘は拒食症という病気をつかって、私に周りの目を優先して自分の心を殺すのではなく、「本当の自分を生きて！」と訴えてくれていたのです。

娘が自分の鏡であるならば、私自身が不幸な人生を創る否定的な思考パターンを頭のなかから捨て去り、幸せな人生を創る肯定的で未来志向、可能性志向を柱とする幸せ思考で頭のなかをいっぱいにすればいい――。このシンプルなプロセスが私を真に幸せにして、娘の拒食症を完全克服に導いたのです。

私が自己否定的な思考（不幸思考）に支配されていた頃、私と娘の口癖はそろって「私なんかが……」とか「どうせ無理に決まっている」「でも、だって、」「だけど」「○○は難しい」「そんなことできるわけがない」というものでした。それまで私が考えていたことと同じように娘も自分なんかが絶対に幸せを感じてはならない、という思考を無意識に抱いていたのです。何も悪いことなどしていないのに私のような罪人が幸せを感じるなんて、それこそが大きな罪だともいうようにいつも自分で自分を罰していたのです。

拒食症専門カウンセラーとして実績を重ねていくうちに、拒食症の子どもをもつ親もそれまでの私と同じように自己否定的で、常識で自分を縛り、「こうあるべき、ねばならない」と自分をがんじがらめにする思考で乗り切ることが当たり前、などの生きづらさをもっていることが分かりました。この思考の癖は脳内で無意識に繰り返され習慣化してしまっているため、母親が自分で自分のことを苦しめていることに気づくことはとても難しいのです。

周りの期待に応えて頑張り、真面目に生きているのに生きづらい、幸せになりたくて頑張っているのにどんどん幸せが遠のいていく。そのような人生を創っている原因となる母親の不幸の思考パターンを、子どもは日々ダウンロードし続け、母親すら気づいていない生きづらさの波動を浴び、そんな母親を見て聞いて感じながら無意識下で自分も苦しみ、心の病気になっていくと私は考えています。子どもは心の病気になり自分の身体を使って、母親に対してそれまでの考え方の癖や言葉の使い方を変えれば、自己肯定感、自尊感情、自己価値観が上がり、誰かのために自分を犠牲にする生き方ではなく、自分が自分をいちばん大切にし、自分が自分に愛と喜びを与える生き方、つまり真に自分らしく幸せな人生を生きることができると教えてくれているのです。

拒食症を根本から解決する方法（処方箋）は、自分の感情を一ミリたりとも裁くことなく全肯定して受け止め、自分の心の奥底から聞こえる本当の声を聞き、その声を受け取り「魂から喜びが溢れる真に幸せを感じる生き方をする」ことです。それを自然体でできる脳と言葉の使い方をマスターすることが必須になります。

ところが、拒食症になってしまった子どもは、なかなかそれを自分の力だけではできなくなっています。また、そうしたくても母親から目にみえない波動として浴び続けた自己否定癖などの不幸思考パターンの影響を大人になってもなお受け続けています。

母親も拒食症の子どもも、誰にも遠慮せずに幸せになっていいのです。たとえ、誰かがあなたを責めたとしても、彼らと一緒になってあなたがあなたを責める必要はないのです。

真に幸せな生き方をマスターして母親自身が自分の思い込みから自分を解放し、真に自由に豊かに自分らしく輝いて幸せに生きることが子どもを救うのだと知ることが大切です。子どもは母親が苦しんでいると、自分を責めてしまいがちです。母親を幸せにしようとして、過去の私のように母親軸で勉強を頑張ったり、運動を頑張ったり、世間から認められるような就職をしようとしたり、無自覚で自分の本意ではない目標を掲げて達成しようとしては、親の期待に沿うことで親を喜ばせようとすることもあります。

ですが、母親が自分で自分を幸せにし、喜び溢れる人生を生きる姿は子どもが親の心の支えになったり、母親を喜ばせたりするために生きるという母子逆転現象から子どもを解放し、子ども自身も自分の人生を自分のために生きることができるようになるのです。母親が真に幸せに生きることこそが子どもを拒食症から救うことになるのです。このカラクリを、ぜひ知ってもらいたいと切に願っています。なぜなら、この考え方こそが拒食症という医師さえもさじを投げる難しい病を完全克服に導く核となるからです。

完全克服には「母親」の存在がカギ（なぜ父親ではなく母親なのか）

私のメソッドの対象者は拒食症の子どもをもつ母親です。そのことについて、なぜ、母親のみが対象なのか、という質問を受けることもあります。

1つ目の理由は「医師に治せないなら、私が絶対に治してみせる」という強い信念でまずは母親の私が変わり、娘の拒食症を完全克服した実体験があるからです。

また、娘の父親は子どもの拒食症を治すためになんら自分を変えることはなく、彼女が苦しんでいようとも高圧的な態度や言葉で接し続けました。それでも娘は、私が変わったことで拒食症を完全克服することができたからです。

そして、これまで子どもの拒食症を克服してきた家庭も、以前の我が家と同じように、夫婦仲が悪く、父親が時には暴力をふるうなどの高圧的な態度や言葉で子どもに接していたり非協力的であったりするケースが多かったのです。なかには父親が精神疾患

◆愛着形成ピラミッド（愛着のきずなが自我や自己肯定感を育てる）

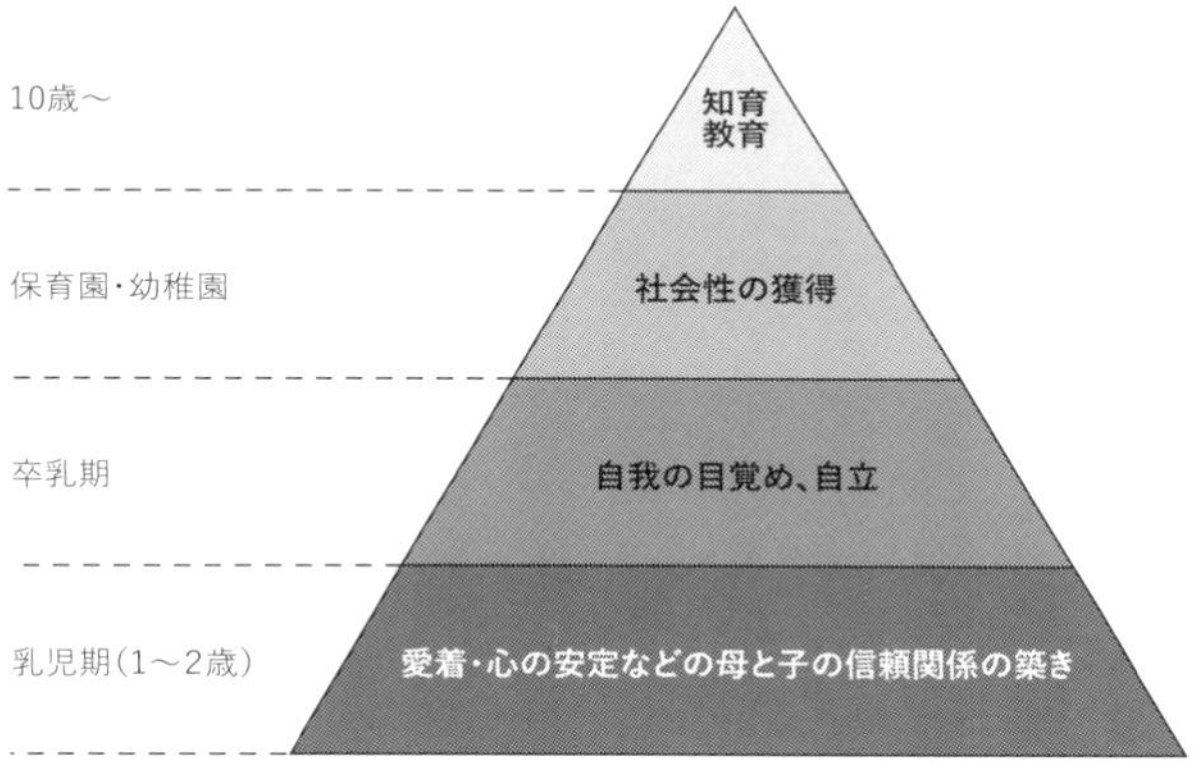

出典：ボウルビィ「愛着（アタッチメント）」

というケースもありました。

それでも、母親が私のメソッドにより、自身の脳と言葉の使い方を変え、生き方を変えることで子どもの拒食症を克服できたという実績が増え続けているのです。父親の影響がゼロとは言いませんが、この事実が「母親」の存在がカギであるという答えだと私は考えています。

また、子どもの幼少期を形成する際に、母親は子どもに圧倒的な影響を与えていることも大きな要因です。

野生動物の子どもを見ても、多くが父親ではなく母親の近くで育ちます。母親のおなかの中から外界に出て、へその緒が切れて無自覚の不安を感じるなかでも、母親はいつもそばで自分を守り、愛と生命維持のための栄養を与えてくれます。私はこういった無条件に愛を与えてくれる母親という存在は多くの種にとって、父親よりも子どもに与える影響力が大きいと考えています。

本能レベルでも環境面でも生まれたばかりの子どもは母親に依存して生きているため、母親の影響を強く受けています。そのため母親が不安を感じていれば、子どもは母親から晒しだされる不安の波動を受けて自分も不安を感じてしまう仕組みがあるのです。

2つ目の理由は、病院やカウンセリング、さらには家族からも娘が拒食症になったのは「母親の育て方が悪い」と責められた経験があるからです。そうやって、母親ばかりが責められることが理不尽でした。それなのに、母親のどういったところをどのように改善すればよいのか、誰も具体的に教えてくれません。そんな苦しく、悲しい思いをしている母親たちを孤独と勘違いから救い出したいと思いました。

「母親の育て方が悪い」と同様に拒食症に関することが書かれたインターネットの記事や書籍などで目にしたのが「母親の愛情が足りていない」というものでした。私は誰に何を言われても、娘に真剣に向き合い一生懸命に育ててきました。それなのに、母親の愛情が足りていないと言われることが理解できなかったのです。

これまで私の講座に参加した母親もこの呪いのような言葉にひどく悩まされていました。母親であれば子どもに愛情を注いでいない人など基本的にはいません。ただ、子どもが欲する形で愛情が届いていないだけだったのです。

拒食症の子どもをもつ母親の思考パターンとは

子どもの頃の私はいわゆる優等生タイプでした。大人たちの顔色から、今、何をすべきかを瞬時に判断して、親や周りの大人を喜ばせては賢い子どもだと言われていました。しかし、いつも母親の期待に応えなければ、ちゃんとできていなければ、と自分を追い込み、中学生の頃には失敗することは許されないと思い込み、何かをやろうとするたびにそこで起こり得るありとあらゆる場面を想定しては、まだ何も起きていないのにその対策ばかりを考えて不安になっていました。先々のことを考え過ぎて、頻繁に胃を痛めていたほどです。

その根底にあったのが、完璧主義という思考パターンでした。自らを苦しめるルールを決めて「こうあるべき」という「べき思考」にとらわれていたのです。そして掲げた目標が達成できなかったときには「なんて自分はダメな人間なのだ」と強烈な自己嫌悪に陥るのです。

12年以上にわたって拒食症の子どもをもつ母親と関わってきて分かったことは、カウンセリングや講座を受ける母親たちにもこの傾向が非常に多く見られるということです。こうした母親は、良い嫁、良い妻、良い母、良い娘は「こうあるべき」と周りから望まれている理想の役割や常識を最優先し、自分の心が本当に望んでいることにはふたをして、自分を後回しにして生きています。子どもが拒食症になったのも自分のせいだと、誰も言っていなかったとしても自責の念にかられているのです。心の奥底に罪悪感を抱え、自分を裁きながら生きている人もたくさんいます。

また、この選択は正しいのか間違っているのか、良いのか悪いのか、といったジャッジ思考で物事を判断し、問題が起きたときは、努力、根性、我慢で解決するべきという思考パターンをもっている人もとても多いです。感じたことを言葉に出して誰かとぶつかるくらいなら、我慢して飲み込んだほうがマシだという我慢体質も染みついています。そして、子どもに問題が起きてもすべて自分のせいだと自らを責めてしまうのです。

なぜ、こんなにこと細かに彼女たちの思考の特徴を並べられるのかというと、これらはすべて以前の私の頭のなかにもあった思考の癖だったからです。そのため、カウンセリングや講座を受ける母親たちの頭のなかを支配している思考については手に取るように分かってしまいます。

娘から「ママは自分がいつも正しいと思っている」と言われることがよくありました。自分でも気づかぬうちに、無自覚で自分の思考を娘に押し付けていたのです。子育てにおいても完璧主義を追い求め、自分にとっての理想に娘を近づけるために自分のやっていることは正しいと信じ込んでいました。娘は私の子育てに息苦しさを感じ、それを私に伝えてくれていました。しかし、その声に耳を貸さず娘に対して良かれと思ってやっていたことが、結果として娘の拒食症の原因になってしまったのです。

◆ 子どもの問題解決の本質とは!?

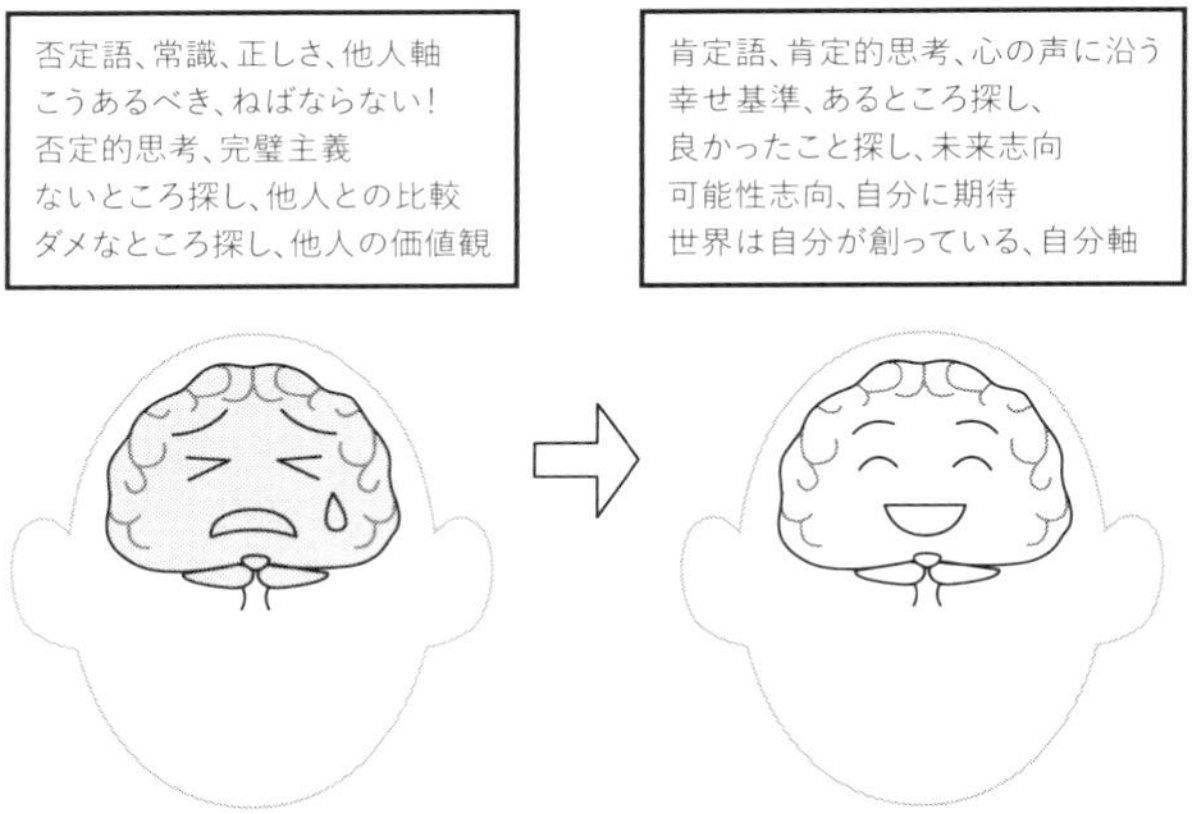

著者作成

「子どもの可能性を信じて将来に期待をすること」と「自分の理想を押し付けた将来を歩ませること」はまったく違います。親の価値観に沿わせることを優先すればするほど、子どもは自分そのものを失うか、自分の心を殺して生きます。依存体質となり身体は大人になっても指示を待ち、自発的思考や自発的行動をしなくなり、自分が何を望んでいるのかさえ分からなくなります。まさに、拒食症の子どもをもつ母親の心理と同じ状態です。

過去の私は、娘が選ぶことのすべてにおいて、こういった対応をしていました。しかも、なんの悪気もなくそれが正しいことだと信じて無意識でやっていました。自分も親や周りの大人に対して、従順であるという優等生タイプだったため、娘が従順でよく言うことを聞くことは、とても良いことで、自分の育て方は良い方向に向かっているとさえ思い込んでいたのです。

母親の思考癖は世代間連鎖が関係している

私のメソッドを受講する母親たちは完璧主義や「べき思考」「我慢は美徳」といった思考の癖をもっている人が多いのですが、彼女たちもそんな生きづらい思考の癖を自ら進んで身につけたわけではありません。彼女たちも自身の母親から、今まで子どもに行ってきたような接し方や扱い方を受けてきたケースがほとんどなのです。

さらに、その母親も同じように育てられてきたのです。その証拠に、受講者のなかには、祖母、自分（母親）、娘の三世代で拒食症を患ったという方も少なくありませんでした。言葉の暴力も含めて暴力をふるう親に育てられた人は自分の子どもにも同じことをしてしまう傾向があります。すべての人がそうではありませんが、暴力でしつけられた人は子育てにおいてそういった接し方のデータしか頭のなかにないため、子どもにも同じことをしてしまいます。

暴力を振りかざす子育ては絶対に許されるべきものではありません。ですが、暴力でなくても、子どもを生きづらくさせ、心を壊し、身体まで壊してしまうような世代間連鎖の存在に気づいたなら今すぐにやめるべきなのです。

私が完璧主義で「べき思考」にとらわれ、努力や根性、我慢があればなんでも乗り越えられるという信念に基づいた人生になってしまった背景には、私を育てた母の生い立ちが大きく影響していました。

戦時中に生まれた私の母は生後間もなく母親を亡くし、母方の祖父母に育てられました。そこで母は「母親を亡くしたかわいそうな子」といった言葉を頻繁に掛けられたそうです。その言葉に洗脳され、無意識でそう思い込むようになった母は、いつも心に不安を抱え、頭のなかはコンプレックスでいっぱいでした。そのため自己肯定感が低かったのだと思います。そんな母が自己肯定感を得ることができる唯一の存在が私でした。

母は私が周囲から認められたり褒められたりすることで、自尊感情を保つようなところがありました。周りの大人たちから私が「なんでもできて偉いね」と言われると、私よりも母のほうがうれしそうでした。当時ははっきりと自覚していませんでしたが、私が学校の先生に褒められたり、良い成績を取ったりしたときの母の笑顔を見て、私自身も内心ホッとしていたことを思い出します。

そんな母の潜在的な不安を安心に変えたい、自己否定感を自己肯定感に変えてくれたら母に笑顔が増えて私もうれしい、そう思い、私は自分が本当に心から望んだ人生ではなく、母が望む人生を生きるようになっていきました。母のために優等生になり、母が喜ぶように生きていくためには、完璧主義と「べき思考」「我慢は美徳」という精神が必要だったのです。

また、本来誰よりも近い関係であるはずの母親に対して、学校であった嫌なことを話して心の重荷を下ろしたくても、子ども時代を戦時下で過ごした母からは「そんなこと、戦争中の苦労に比べたらたいしたことではない。あなたは我慢が足りない。努力が足りない」と一蹴されることがほとんどで、気持ちに寄り添ってもらったと感じた体験がありません。そのため、つらいことがあっても「そう感じてしまうのは根性がなく弱いからだ」と解釈し、そんな自分が情けなくて、できない自分を責め、私はまだまだ、もっともっと頑張って褒めてもらいたい、認めてもらいたいと思うようになっていきました。そして誰にも弱音を吐けず、甘えることもできず、なんでも自分で解決していかなければならないと思うようになり、自分を追い込む思考の癖をもつようになりました。

私が結婚してからも、母とのそのような関係が変わることはありませんでした。嫁ぎ先の家族に虐げられて苦しい日々を送っていても、私は心配を掛けまいと母の前では何事もないように明るく元気に振る舞うことにエネルギーを使いました。

母には幸せに暮らしていると言い、成長する娘の写真を送って喜ばせ、母が亡くなるその日まで、母が安心していられるように努めました。娘の拒食症と向き合ったとき、私は子どもの頃からこうして自分の心にふたをして母の心の機嫌を取ってきたことに気がつきました。同時に、娘にもきっと同じことをさせてしまっていると気づいたのです。

拒食症という心の病気の奥には、長年にわたって蓄積された母親に言えなかった子ど

◆ 母親の脳と心の状態が子どもに与える影響

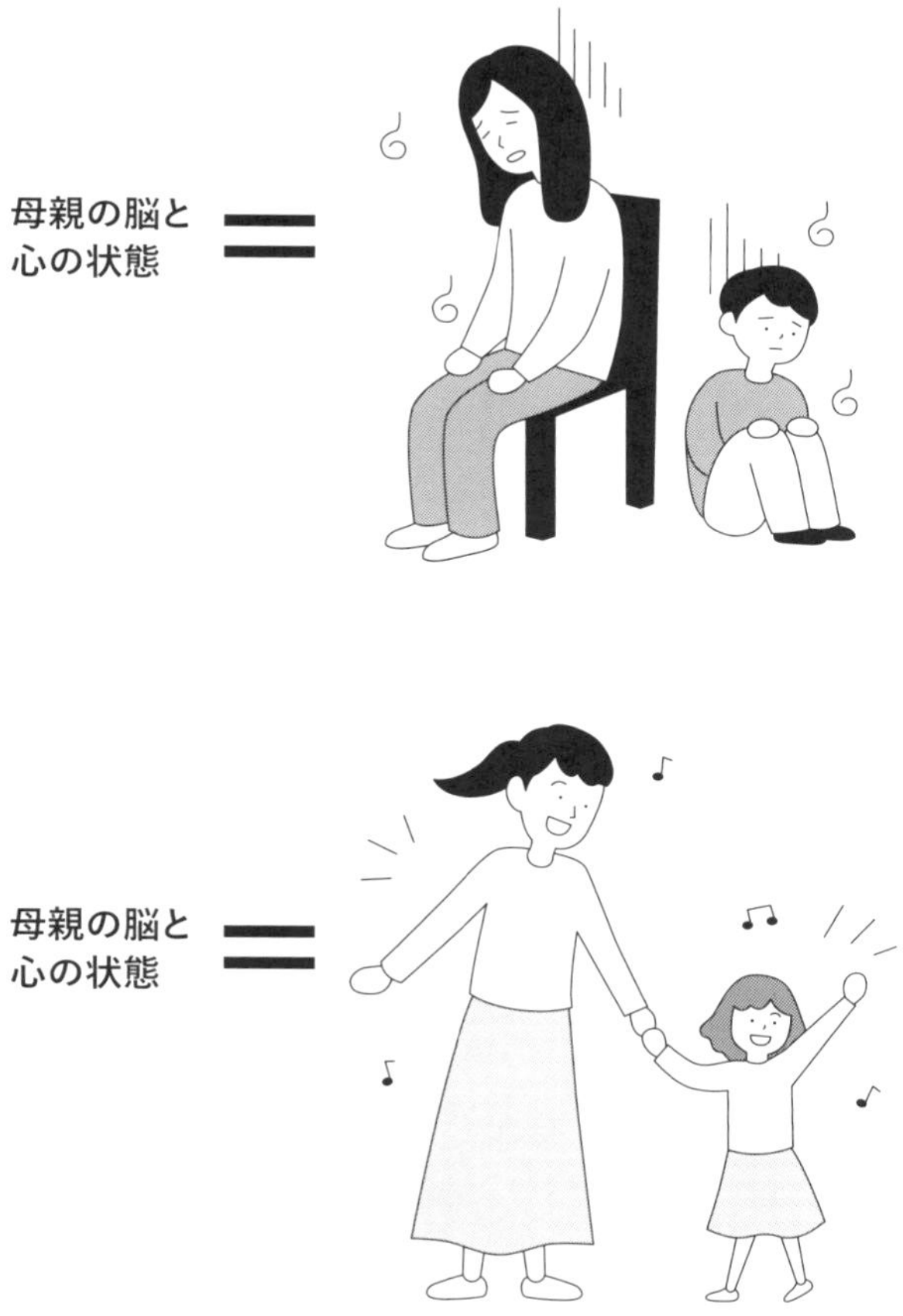

著者作成

も時代の不安や悲しみ、怒り、分かってほしかった思いなどがあります。このような心の奥深くにある思いや感情は吐き出すまで消えることはなく心のバケツに蓄積されていきます。そして吐き出すことができなかった負の感情は、吐き出すまで身体の中に残り続けて自分を苦しめ、幸せな人生を遠ざけていくのです。

子どもへの愛情の伝え方が違っているだけ

私の母は、苦しいことがあっても「嫁いだあなたに帰る家はない」と私に告げるほど、私の甘えを許さず、努力、根性、我慢で世の中を渡っていく人間に私を育てることが唯一の愛情の注ぎ方だと考えていました。しかしそれはまったくといっていいほど私が望んでいる愛情の形ではなく、私も同じ間違った愛情の伝え方を娘に対してしていたのです。

嫁ぎ先では、家族の行事など何から何までを義父母が決めていました。それに逆らうことは絶対に許されず、逆らおうものならば呼びつけられて怒鳴られます。

そんな昔ながらの風習が残る嫁ぎ先にいても、娘にはのびのびと元気にたくましく生きる力を身につけてほしいという思いをもって子育てをしているつもりでした。でも、現実は義父母や夫が望むように娘を育てなければ、彼らから何を言われるか分からないという恐怖から逃れるため、娘の心の声を無視した子育てをしていたのです。そのうえ、母からの世代間連鎖で心に沁みついた完璧主義と「べき思考」も娘に押し付けていました。

自分を追い詰めることが9割の子育てでは、娘を無条件にかわいいと思える心の余裕もありませんでした。周りの目を気にしてばかりで、自分の思いや心に意識を向けることはなく、正しさとは何かにとらわれてますます自分の心を殺し、いつも不安や焦りでいっぱいでした。これでは母親自身が自分を愛せるはずがなく、常に自己愛が枯渇している状態です。そんな状態では、子どもに十分な愛情を与えることなどできるはずがありません。

それでも私は苦しんでいる心の内を、娘には決して見せていないつもりでいました。

でも、私の言動から娘は、自分が求める形の愛情がもらえていないことを敏感に感じ取っていたのです。そして生きるエネルギーのもととなる真の愛情に飢えた娘の心は傷んでいき、拒食症を発症したのです。

娘は拒食症になることで、それまで封印し重しを載せて抑え込んできた「きちんと私を見て」「私を心から受け入れて。愛して」という叫びを私に伝えてきたのです。拒食症になる前から、娘は心のなかで私に叫び続けていたはずです。

そして、本当の自分の心の声を受け止めてもらえない絶望感で、心も身体も壊して「消えてなくなりたい」「死にたい」と叫ぶほど苦しみをどんどん深めていきました。そして、私たち親子の運命を変える出来事が起きたのです。

２００８年5月3日、ゴールデンウィークの真っただ中でした。痩せこけて骸骨のようになった娘が「ママ〜、助けて〜、助けて〜」と悲しみに満ちた表情で私に助けを求めてきました。

悲壮感が漂う娘の様子を目の当たりにした私は、突然スイッチが入り覚悟が決まったのです。「ママが絶対に助けてあげる。だから、どうしたら助けられるのか教えてほしい」と娘を抱きしめて身体をさすりながら聞きました。すると娘はディズニーランドへ連れていってほしいと言うのです。ゴールデンウィーク中で入場制限がかかっていましたが、私は娘のためにインターネットで奇跡的に空いていたホテルを見つけ、入場チケットを手に入れ、娘と一緒に2日間ディズニーランドで過ごしました。そして娘が小さな頃から大好きだったディズニーランドで、心から存分に楽しめるように彼女の希望をできるだけ叶えるように工夫し、娘が楽しいと感じられる時間を満喫したのです。娘は「ママ、私にも楽しめる場所があったんだね。ママ、楽しむっていいね」と久々に笑顔を見せてくれました。私は娘の心の底から発した幸せ溢れる言葉に胸がいっぱいになると同時に、そのときなぜか「娘は拒食症を克服できる」と強く感じたのです。そして娘も「ママ、私、治ったよ」と言いました。そのときの娘は目に輝きが戻り、元気だった頃のように柔らかく自信に満ちた表情になっていました。

　ディズニーランドで、娘とともに拒食症を完全克服すると確信しても、帰宅後にすぐ回復したというわけではありません。でも、明らかに快方へ向かっていることが感じ取れました。なんと、自らの意思で楽しく食べ始めたのです。そして、絶望しか感じていなかった未来に希望を見つけ出す言動が増えていったのです。

変わっていく娘に対して、世の中で娘がいちばん大事だということを娘が感じられるようにするにはどうすればいいかを考え続けました。そしてたどり着いたのが、これまで私が学んできた、人の心にアプローチをするコミュニケーション法、カウンセリング技法、コーチング手法、脳科学や心理学などを自分自身と娘のために応用して使うことだったのです。これこそが、心に寄り添う言葉と関わり方によるアプローチで拒食症を違和感なく回復に導く「アヤコ式メソッド」です。

その基本となる内容は子どもが心から発信している叫びや思いを決して否定せず、まずはすべて受け止めることです。拒食症を発症した当初、娘は何度も私に「ママ、私のことを好き？」「私のことを大切に思っている？」ということを聞いてきました。聞かれるたびに「好き、大好き！」と答えていましたが、そんな当たり前のことをなぜ繰り返し聞いてくるのだろうと不思議に思っていました。でも、当時の娘は私に本当に愛されているという実感をもてなかったからこそ不安で、声に出して確認せずにはいられなかったのです。不安が強まるにつれ高校生なのに常に私と行動をともにしたがり、手をつないだり一緒にお風呂に入ったりしていました。少しでも娘の前から離れると、まるで小さな子どものように私の後追いをしていたのです。

ディズニーランドへ行くきっかけとなった「ママ〜、助けて〜、助けて〜」という娘の心の底からの叫びを聞いたときから、私は、自分の価値観で娘の気持ちや想いを量るのではなく、まず先に受け取ろう、受け取って共感しよう、そばにいてまず話を聴こう、一緒にできることがあるならともに時間を過ごそう、と思うようになりました。かつて母から私が、しっかり者のお姉ちゃんだから一人でなんでも解決できると言われ、とても寂しい気持ちになったのと同時に、そのようにできない私はダメな人間だ、と思い込むようになった信念を娘にも当てはめていたことに気づき、それらの思い込みをすべて捨て去りました。娘の心からの声だけに耳を傾け、真正面から受け止め、娘自身が愛されていると感じるように愛情を注ぎ続けたのです。

それまでの「○○すればいいのよ」と自分の意見や価値観を押し付けるようなコミュニケーションから「お母さんに、どんなふうに言われたい？　お母さんがどんな言葉をあなたに言ったら安心できる？」と、まずは娘の気持ちを尋ねるコミュニケーションに変えていきました。すると娘は「あなたは大丈夫よ、ってたくさん言われたい」と答えたのです。その言葉を聞いた私は、娘をぎゅっと抱きしめ「あなたは大丈夫、あなたは大丈夫、あなたは大丈夫」と心を込めて何度も言い続けました。すると娘の表情が柔らかくなり、何かに怯えている感じから解き放たれていきました。

　子どもの心が真に求めていることを心と心で対話するコミュニケーションを通して理解し、本人が求めている愛情の形で与えてあげるには、母親の心も常に愛で満たされている状態にしなければなりません。そのために必要なのは、母親が自分を愛するための自己受容と自己肯定的な思考、そこから生まれる言動やそれまでの誤った脳の使い方を変えていく脳内改革が必要なのです。

第3章

重要なのは「子どもの心」との対話
拒食症を完全克服に導く
アヤコ式メソッド

私の娘が拒食症になり、完全克服に導いた手法を基に編み出したメソッドについて解説します。ＮＬＰ心理学、コーチング、カウンセリングの手法、脳科学を独自に織り交ぜ、試行錯誤を繰り返しながら、失敗と成功のデータを積み上げ、うまくいった方法だけを残しました。それが、ＮＬＰ×コーチング＝潜在意識にアプローチする、未来志向型、可能性志向型の心と心で対話するコミュニケーション法です。

アヤコ式メソッドは大きく２つの軸からできていて「心と心で対話するコミュニケーション法」と「母親の脳内データを書き換えること」です。

コミュニケーションは、単に言葉を交わすだけではありません。このメソッドでは心と心で対話できる関係性をつくることを最も重要視しています。そして、子どもの拒食症の根本原因となっている母親の否定的な思考パターンを書き換えます。この両方ができて初めて、子どもの拒食症をはじめとする子どものあらゆる問題が真に解決していくのです。

これこそが12年以上にわたって拒食症克服専門カウンセラーとして活動し、子どもの拒食症克服のみならず母親が抱えている生きづらさの解消などを手掛け、延べ

1万2000人超の人生を好転させているアヤコ式メソッドの根幹といえます。

アヤコ式メソッドの拒食症克服への流れ

アヤコ式メソッドで子どもの拒食症を克服するためのステップとして、まずは拒食症という病気について正しく理解して常識を書き換え、それから母親の脳内改革に取り組みます。

1　間違った常識を捨てる

①食べさせれば治る病気ではない（身体の病気ではなく心の病気）
②子どもが病気を発症しているが、本質は母親の心の傷みを映しだしている
③拒食症を完治しているとはどのような状態なのかを具体的に知る

2　自分の心の声に沿う生き方に変える

①本心を抑圧し本当の自分を生きてこなかったことに気づいてあげる（抑圧してき

た感情の解放。母親の心の傷や悲しみ、未完了の思い※これらはすべて子どもの状態に表れている）

②自分の内側から聞こえてくる心の声（本当の思い）に耳を傾け全肯定で受け取る（アファメーション※）

③脳内データの書き換えなど真に自分を愛する方法を学び実践する（自己否定＋べき思考＋他人軸⇓自己肯定＋自己価値観を上げる言葉と脳の使い方＋自分軸）

3　正しい克服法をインストールする

①心を開く話の聞き方

②心と対話する言葉の掛け方

③子どもの心の内側からエネルギーが溢れる言葉をマスター（未来志向型＋可能性志向型＋肯定語）

④物事のとらえ方の修正

※未完了の思い　過去に言いたかったのに言えずにそのままにしていた思い
※アファメーション　なりたい自分になるための肯定的な宣言

母親の脳内データを書き換える「拒食症克服コミュニケーション」とは

私が娘の拒食症を克服するために使った手法は、ＮＬＰを応用したものです。ＮＬＰとはNeuro Linguistic Programming（神経言語プログラミング）の頭文字で、「天才たちの卓越したスキル」といわれる最新の心理学です。

ＮＬＰの大きな特徴は、言葉のマジックです。単語やたった1文字の違いが心理に多大なる影響を与えます。主にコミュニケーション能力を高めたり、目標達成に役立ったりするスキルです。１９７０年初頭、カリフォルニア大学心理学部の生徒であり数学者だったリチャード・バンドラーと言語学の助教授だったジョン・グリンダーによって考案されています。

バンドラーとグリンダーは成功している３人の天才セラピストたちの共通点を見いだし、言葉の使い方、ノンバーバル（非言語）の使い方、無意識の活用の仕方を科学的に分析しました。そして、誰もが結果を出せるように体系化したことで大きく発展していきました。

ＮＬＰが開発された当初は欧米を中心に心理療法（セラピー）の現場で活用されていましたが、その驚異的な効果の高さから、現在では世界のトップビジネスシーンや医療、教育、スポーツなど、さまざまな分野で幅広く活用されています。

ＮＬＰから得られる効果や学びは、主に５つのカテゴリーに分かれます。

(1) 他者とのコミュニケーション（人間関係、信頼関係の構築法）
(2) 自分とのコミュニケーション（自分の内面の整理と人生の方向性の探求）
(3) トラウマを含むマイナス面やコンプレックスの解消
(4) セルフイメージを高める（目標達成を身につける、引き出す）

（5）健康の維持・促進（病気に対する心理的なアプローチ）
（日本ＮＬＰ協会公式サイト）

ＮＬＰの手法（言葉掛け）は、相手の意識ではなく人間の意識の97%を占める無意識にダイレクトに届き、相手も気づかぬうちに無意識を変化させてしまう力があります。私は、娘の拒食症を克服する目的でＮＬＰを学んでいたのではありませんでした。しかし、言葉の力を深く学び、体験していくうちに、私と娘との関係性や娘に対する自分自身の深層心理など、多くのことに気づかされたのです。

日に日に痩せ細っていく娘は、拒食症に関する本で読んだとおりに背中の体毛が濃くなっていきました。これは、皮下脂肪が落ちて体温調整ができなくなるため、身体が危険な状態にあると察知して寒さから身体を守るために起こる現象です。どんどん普通ではなくなっていく娘に対して、私は普通の娘であってほしいという思いを抱いていました。

この思いに対して、ＮＬＰのワークのなかでありのままの娘を受け入れていないと指摘され、ハッとしたのです。私は無意識のうちに自分が望む娘を受け入れて、そうではない娘を受け入れないようにしていました。どんな娘であっても私の大切な娘であるはずなのに、拒食症になった娘のことを心の奥深くでは拒絶していたのです。

このことに気づいてからの私は、娘が発する言葉そのものではなく、娘の姿、ふるまい、姿勢、態度、声のトーン、表情など娘が発信している言語以外のモノ（非言語）に意識を向けるようになりました。そして、娘が本当は何を伝えたいのか、何を分かってほしいと思っているのか、言葉と態度のギャップ、一致、不一致などにも意識を向けるようになりました。

娘の言葉の奥に隠れた心からの思いの発信を敏感に感じ取り、娘のありのままの気持ちを受け取ろうとするようになりました。娘の存在そのものを受け入れて、無条件に愛することを意識しました。また、ＮＬＰ以外にも学んでいた脳科学、コーチング手法、カウンセリング技法、成功哲学など自分が知り得る限りの方法を織り交ぜ、娘が違和感なく回復に向かえるように、これらのコミュニケーション法をすべて使いました。

すると、娘の気持ちの深い部分を初めて理解できるようになり、深い部分とコミュニケーションを取ることで、娘との関係が変わり始めたのです。そして私はだんだんと、娘の言葉そのものではなく娘の心が何を言いたいのか、心の叫びが聞こえるようになっていきました。娘の無意識のなかにある不安など、本人が言葉に出せない気持ちに働きかける言葉と向き合う姿勢こそが、私たち親子の関係を変えていったのです。

子どもが拒食症になると、心を閉ざしたり引きこもったり、不登校や昼夜逆転、自傷行為に走ることもあり、母親は子どもとどう接したらいいのか戸惑い悩みます。だからといって、黙って見守っていても何も解決しないし、放置するのはもってのほかです。痩せこけた身体が心配なのは分かります。しかし、食べなさいと訴え続けても、痩せることに意味を見いだしている子どもの心には届きません。子ども自身が拒食症であることを認めず、受け入れないことさえあります。そうなると、掛ける言葉さえ失ってしまうこともあります。

子どもの拒食症を克服するためのコミュニケーションの根幹は、何を言うかの前にまず「子ども本人に本人の気持ちを聞く」ということに尽きます。自分の価値観や世間の常識で子どもの答えを裁くのではなく、まずは受け止めるのです。ありのままの心の声を受け取るのです。そして「教えてくれてありがとう」と伝えるのです。子どもは、今までの親子関係のなかで本心を言えば裁かれたり否定されたりすることを学習してきているため、そう簡単に心を開くなんて怖くてできないのです。

その背景を理解すれば、「気持ちを聞かせてくれてありがとう。教えてくれてありがとう」という言葉が、何か言えば言い返されるのでは……と恐れている子どもに安心を与え、本質的な信頼関係の構築につながっていくのです。子どもが欲しいのは命令口調の言葉でも正論でもなく、母親に理解されている、愛されているという安心感です。そのためには子どもの心の声に寄り添い、心の声を聞こうとする姿勢が何よりも大切です。

言葉は心を殺す鋭い刃にもなれば、優しく包み込む温かい毛布にもなります。子どもを包み込む温かな言葉掛けが無意識にできるようになるためには、母親の脳内データを書き換える必要があります。

母親の脳内データを書き換える

拒食症の子どもに共通する思考パターンは、自尊心が低く自分そのものを過剰に否定しており、こうあるべきという「べき思考」が強く、自分のルールに反することが受け入れられません。これは、生まれたときから常に身近にいる母親の否定的な思考パターンから大きな影響を受けています。生まれた瞬間から「こうあるべき！」と言いながら生まれてくる赤ちゃんはいません。

さらにいえば、子どもは親の言動をコピーしながら生きています。例えば、日本人であっても母親がイタリア語で子育てをすれば子どもがイタリア語を話すように、言語データをそのままコピーして頭のなかにデータ化していきます。

つまり母親が否定語で話しかけ続ければ、子どもの頭のなかに次々と否定語が書きこまれていきます。そして、子どももまた否定語のデータを使って思考し、否定語で話をするようになるのです。否定的な言葉は他者にだけ向けられたものではなく、自分自身にも向けられているため自己否定感がどんどん強くなっていきます。さらに、その自分が話している否定語を自分の耳が聞いて負の感情を湧き起こしながら、否定的思考を無意識に強化し続けているのです。

子どもが抱える心の問題を根本から解決するためには、母親が発する言葉と脳の使い方を変えることが必要です。母親の言葉と脳の使い方は世代間連鎖（親から子ども、そして孫の代へと、複数の世代にわたって同じような問題が繰り返されること）しているので、母親は自分の否定的な思考パターンを責める必要はまったくありません。子どもの拒食症は、母親の思考パターンや生きづらさを映しだす鏡です。自分を責めると子どもも自らを責めるため、子どもの状態は悪化するだけです。

拒食症の子どもをもつ母親の多くは、世代間連鎖によって脳内が否定的な言語データと否定的な思考パターンで埋め尽くされています。いつも不安を抱えていたり、常識にとらわれ、自分の感情は後回しにし、努力、根性、我慢で問題を解決しなければならないと考えていたりします。また、物事がうまくいかないとか、幸せになれないのは自分の努力、根性が足りないからだと思い込み大切な自分を削りながら生きています。

このような脳内データを、肯定的な言語データと思考パターンに書き換えていきます。脳内データを書き換えることで、子どももその思考パターンを脳にダウンロードします。そして、幸せ思考、自己肯定、自己承認パターンを脳内で生み出し続けると自分が自分を愛せるようになるので、拒食症である理由がなくなり、脳内データの書き換えに比例して心の病から解放されていくのです。

ＮＬＰを学ぶ前の私は、娘の意見や提案を聞いても、でもね……とか、もっとこうしたほうがいいよ、と自分の価値観を優先してオプションを付け加えることが多々ありました。私は娘を批判しているつもりなどはまったくなく、娘が知らないこと、役立つことを教えているつもりでした。結果的に、私はそれで満足だけれど、娘にしてみれば否定されたも同然です。思い返せば、私は娘の心を無視するようなナイフになる言葉掛けもたくさんしていました。

また、私自身が幼少時に周りと比べられることが多く、娘に対してもよく周りの子たちと比べてもっと〇〇になってほしいなどと思っていました。自分がされたように、そして無意識に私の頭のなかのデータに沿って私は娘に言葉を掛けていたのです。このような関わりによって娘は、否定されている、認めてもらえない、私は価値のないダメな人間なんだと感じるようになり心を閉ざしていきました。

言葉のナイフを一撃でグサッと刺して心を壊したというより、ナイフとは気づかないような小さなナイフでチクチクと刺し、血がポタポタと流れているようなイメージです。

子どもも、もしかしたら自分が悪いのかも、というところからスタートし、やがて自分が悪いと思い込むようになります。母親が無意識に否定し、批判し続けてきた言葉のナイフが、ちりも積もれば山となって、ある日心が崩壊していくのです。

ですから、克服するときも日常のすべての会話のなかで子どもの心の声を肯定し、承認し、可能性溢れる言葉を掛け続ける地味な作業が必要です。この言葉の使い方の習慣こそが重要で、脳内の否定語データを肯定語データに上書きすることが無意識でできるようになるまでやることが必須条件です。

言葉は魔法のような力をもっています。言葉が拒食症を悪化させ、言葉が克服を促します。私の娘の場合は「私は大丈夫？」といつも得体の知れない不安を感じていました。私が「大丈夫だよ」と答えても、娘は何度もヒステリー気味に同じことを聞いてきたため、ＮＬＰを学ぶ前の私はイライラしてしまうことがありました。しかし、ＮＬＰを学んでからは「不安なんだね、どうすれば安心できるか教えてくれる？」と自然と娘の気持ちを受け止め、優しく問い掛けられるようになったのです。それから娘は少しずつ、自分の思いをありのまま話してくれるようになり、表情が明るくなり、楽しい、幸せ、というようなポジティブな言葉を発するようになりました。

子どもの心が望んでいない言葉は、こちらがどんなによかれと思って掛けても、それは親側のエゴと自己満足であり、子どもの心の回復にはみじんもつながりません。ですが、子どもが心から欲している言葉を掛けると、魔法がかかったように強烈な自己否定の心が解き放たれ、強い自己否定の思い込みから自分を解放していくということが起こります。

ここからは、私自身が実際に脳内改革を行った過程で起きた変化です。

1　自分の言葉や口癖が、自分と子どもの心を破壊し続けていたことを認識した

2　自分の言葉や口癖、物事のとらえ方、思考パターンが目の前の現実を創り、人生を創造していることを理解した

3　自分の脳内パターン（言葉の使い方の癖、口癖、物事のとらえ方の癖、不幸思考癖）を反転させる方法を知り、新しいパターン（肯定表現、肯定的とらえ方、自己肯定＋幸せ思考パターン）を習慣化させるために、毎日愚直に行動した→思い込み書き換えのためのアファメーション、とらえ方を反転させるための「良かったことノート」

4　3を積み上げていくにつれ、自分を追い詰め、縛りつけていたさまざまな思い込みや強迫観念から自分が解放され、心が自由になり、自分自身を愛おしく感じられるようになった

5　さらに3を続けていくと、今まで自分は何にとらわれて自分を追い詰めていたのだろう、と笑えるような気持ちになり心にゆとりができるようになった

6　自分の思い込みから自分をどんどん解放していくアファメーションと、物事と出来事のとらえ方を肯定的にとらえ直すリフレーミングを重ねるにつれて心が軽くなり、

見えない抑圧（自分で自分に強いてきたさまざまなルール）から解放され、見える世界が変わっていった

7 他人軸、世間基準から自分軸、自分の幸せ基準に変わり、自分の心の奥から発せられる心の声（魂の声）が聞こえるようになった。その声を受け取ると内側から喜びが溢れるようになった。グレーだった景色がカラーになり、明るく見えるようになった。心が明るくなり毎日が楽しくなって表情も声のトーンも明るくなった

8 自己肯定感や自尊感情が上がり、自分自身が無条件に価値ある存在だと感じられるようになった

9 子どもや子どもの将来に対する不安、恐れが消え、無条件に大丈夫だと信じられるようになった

10 無意識のなかで自分に掛ける言葉やとらえ方が反転し、自分や子どもを無条件に信じていることから生まれる共感、承認、一緒に可能性を信じる言葉（毛布になる言葉）が自然に口から出るようになった

11 意図してリフレーミングし続けることで見える世界が変わり続け、それにつられて

現実もどんどん変わっていくことを実感するようになった

12 自分が見ている世界、信じ込んでいる世界は、子どもの状態も含めて、すべて自分の心を映しだす鏡だということが腑に落ちた

13 世界は自分が創っている、世界は自分次第でいかようにもなるのだということが腹落ちした

14 今まで受け身だった自分の人生が、能動的で自分軸に基づいた人生に変わった

15 人生は過去に何があっても関係なく、いつからでも、どこからでも自分で創造できることを体験し、人生は自分次第であることがモットーとなった

このように、本気で脳内改革に取り組めば、意識せずとも発する言葉や見えてくる世界、現実すらも変わっていきます。過去の自分は何だったのだろうと思う日が必ずやってきます。

子どもの拒食症の根本原因となっている母親の否定的な脳内データが書き換われば、そのスピードに比例して子どもにも変化が表れ、拒食症克服への道筋が見えてきます。

子どもの痩せた身体の体重を増やすという考えは捨て、母親自身の脳内改革を愚直に行うことが子どもの拒食症回復への近道です。

拒食症を完全克服へと導く3ステップ

アヤコ式メソッドは、子どもの拒食症を完全克服に導くために3ステップの目標を設定しています。

1　克服　子どもが自ら食べられるようになる状態

子どもが自分から自然に食べようとしたり、引きこもっていた部屋から出てきたりする変化が表れます。ただし、この状態はまだ完全克服には至っていません。

2　完全克服　子どもが拒食症を完全に手放した状態

食べることへの不安や恐怖、カロリーへのとらわれがなくなります。楽しく幸せに食事ができ、夢や目標ができ、未来が希望でいっぱいになっています。人生は楽しむものという幸せ基準になり、「楽しい」「やりたいことがある」という言葉が日常に溢れるようになります。自信に満ち溢れ、自分軸で幸せに生きることができるようになります。ただしここは通過点であり、アヤコ式メソッドが目指すゴールではありません。

3　真のゴール　母親の脳内データが完全に幸せ思考データに書き換わっている状態

子どもの拒食症の原因となった母親の思考パターンが完全に書き換わり、子どもの脳内にもダウンロードされている状態です。ここをゴールに設定することが、子どもの拒食症を再発させないためのコツです。

子どもが拒食症を完全克服した状態がゴールではないところが重要なポイントです。脳は、ゴールが間近だと思ったら失速し始めるといわれています。脳はもともと変化を嫌い、現状維持しようとするシステムがあるため、ゴールに対して80％くらい達成すると慢心が生まれ、進捗が停滞します。ゴールが見えてくると、脳はもう達成したかのように思ってしまうのです。

◆ 拒食症完全克服のためのゴール設定イメージ図

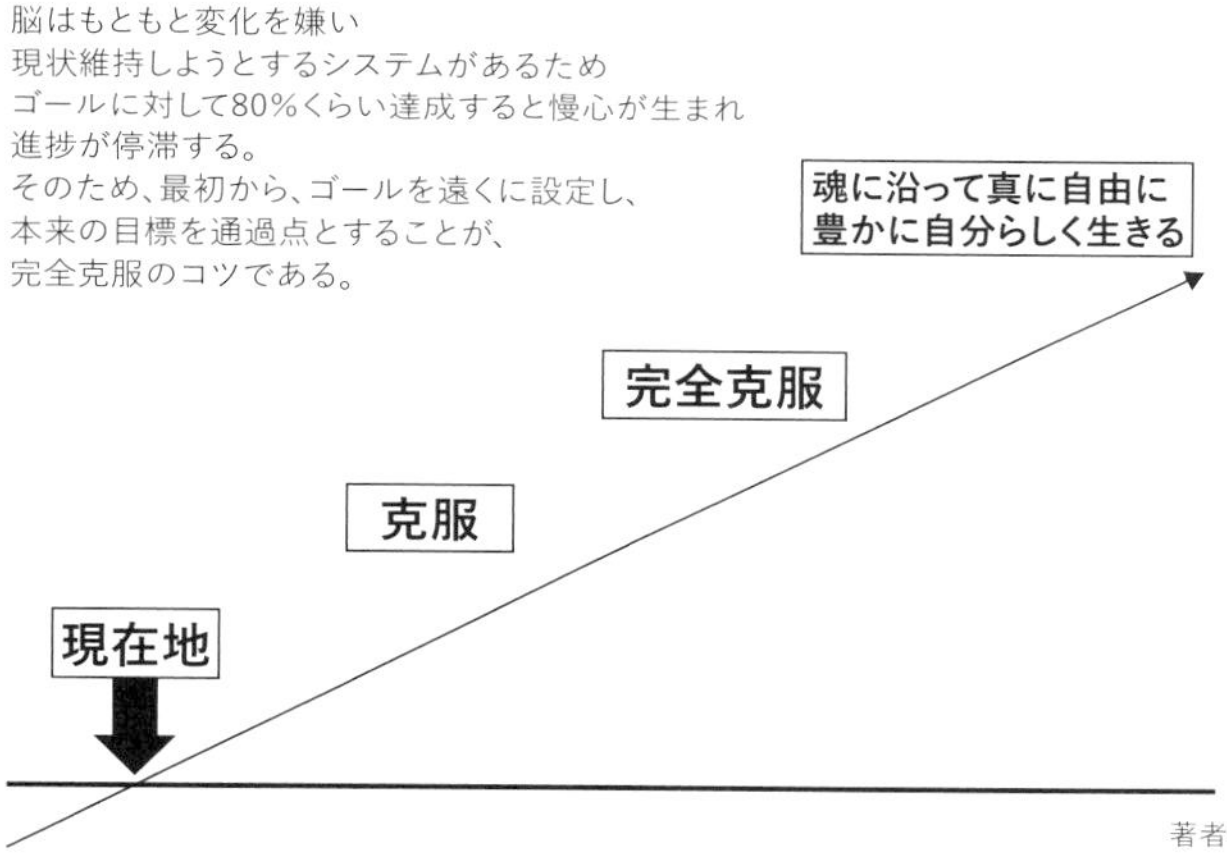

著者作成

３％の顕在意識のなかでは必死でやっているつもりでも、97％の潜在意識が達成したという錯覚に陥り、パフォーマンスが低下します。ゴールから意識がそれ、行動が止まるのです。そして、自分でも気づかぬうちに徐々に後退して元に戻っていくのです。ゴールが見えてくるとパフォーマンスが低下してくるということは、脳内データとこのデータに基づいた新しい生き方が真に習慣化されていないということです。

　だから子どもの拒食症克服をゴールと思ってはいけません。例えば、陸上競技においてベストタイムでゴールするためには、ゴールのもっと先に新しいゴールを脳内設定することで脳をだまして、もともとのゴールまで力が抜けることなく全力疾走できてしまう状態をつくるのです。

そのため、最初からゴールとして遠くに設定し、本来の目標を通過点とすることが完全克服のコツです。つまり、子どもの拒食症を克服させたいと思うのであれば、その先の完全克服を脳内にゴール設定するのです。さらに、完全克服を最終目的地に据えるのであれば、もっと先の母親が自分軸で生きること、自分の魂に沿って真に自由で豊かで自分らしく、喜び溢れて幸せに生きる脳をつくることを、最初から最終目的地に設定しておく必要があります。

しかし、私がこれまでカウンセリングしてきた母親のなかには、80%の達成でゴールしたと勘違いしてしまい、そこでメソッドの取り組みを止めてしまう人もいました。その後、数年以内に子どもの拒食症が再発、悪化し、再び私のもとへ相談に来る母親もいます。

表面的には治ったかのように見えても、拒食症だった子どもが結婚や出産、育児などで環境が大きく変わったときにうまくいかない自分を責めたり自己否定したり、時には、自由に生きているわが子が許せないなど、子どもを追い詰めながら自分も追い詰めて、拒食症が再発するケースはざらにあります。拒食症はそれほど根深い病気なのです。このようになっては本当にもったいないですし、子どもの拒食症完全克服があと一歩のところで克服が遠のき、余計に時間がかかってしまいます。そういったケースを見てきた経験からも、子どもの拒食症を完全克服するためには最初から真のゴールを設定し、そこを目指す必要があります。

表面的な小手先の関わりでは克服できない

私のところへカウンセリングを受けに来る母親の子どものなかには、入退院を繰り返して8年、10年、もっと長い間拒食症で苦しんでいる方もいます。

一般的には、拒食症は長引くか生涯治らない病気と認識されています。しかし、母親が腹をくって覚悟を決め、本気でアヤコ式メソッドに取り組めば、早い人ならすぐに子どもに変化が表れ、3〜5カ月程度で拒食症を克服していきます。しかし、子どもの拒食症が長引くケースもあり、そのような方の特徴の一つに、母親が、子どもの拒食症を克服するためのコミュニケーションができていないということがあります。

例えば、母親目線で「最近、子どもがあまりパニックを起こさなくなりました。平和に過ごしています」と言う方に拒食症は治っているのか問うと、相変わらず食べ方が偏っていたり、急にパニックを起こしたり、痩せるための行動は続けていたりするのです。

つまり、拒食症の状態そのものは変わっておらず、表面上パニックなどの感情の起伏を表していないだけです。さらに、子どもの鬱《うつ》っぽくなっておとなしい状態は、どうせ母親に話しても分かってくれないと思い、絶望して心を閉ざしていることもあります。おとなしくなった＝治ったということではありません。逆に完全克服すると、自分が感じた感情を自然体で表すので、おとなしくなるのではなく活発になるのです。このようなことを明確に理解していないと、穏やかに過ごせた日は満足し、そうでない日はザワザワして不安にさいなまれるなど目先の状態にとらわれて本質から外れてしまいます。

拒食症の本人にとっては何も良くないのに、母親の思い込みで良かったことと解釈してしまうことが多々あるのです。

こうなると、母親自身の脳内改革はそこで止まりますし、拒食症の子どもの心を克服に向けていく対話ができなくなる、または対話をせず、そのまま対話をしなくなっていきます。するとますます現状維持となり、拒食症克服につながらない負の連鎖が起こります。

拒食症の子どもとの関わりのなかで日々意識すべきことは、今日を穏やかに過ごすこと、腫れ物に触るように扱い、パニックを起こさせないようにすることではありません。まず、ここを明確に意識していくことが必要です。そのうえで何をするのかというと、そもそも心の病気とは、拒食症とはどういった仕組みで起こっているのかを明確に落としこむことです。つまり、子どもは病気になるほど強い自己否定をし続けているということです。

だから、ただ穏やかに過ごしたり穏やかな会話をしたりすることを目指すのではなく、拒食症の子どもが心のなかに秘めていた、言葉にできなかった思いを自由に吐き出させてあげる、言葉にさせてあげるという心に寄り添った対話と関わりを意識する必要があります。それは、病気になるほど自己否定をしている体中にたまった否定を、肯定に変える肯定語のシャワーを浴びせ続けるようなイメージです。

肯定の言葉のシャワーとは、どのような出来事であってもプラスの側面を見つけてそれを言葉にして伝えること、肯定的に受け止めること、肯定の相づちで子どもの心を承認して承認の言葉を掛けていくことなどがあります。また、何かができた、達成したというときだけ褒めたり認めたりするのではなく、歩んでいる道のりそのものを全承認することです。

これらは、日常の会話の延長線上にはありません。きちんと意味と意図を学び、理解したうえで使うから拒食症の子どもの心に変容を起こすことができる高度なスキルなのです。

けれども、アヤコ式メソッドはただ取り組めば結果が出るものではありません。すべては母親の本気度にかかっており、覚悟を決めて取り組めばどんなに長い間拒食症と闘ってきた子どもでも、数カ月以内に変化が表れます。

反対に、子どもの拒食症克服に時間がかかってしまう母親の実例を挙げると、母親自身の脳内改革ではなく子どもの状態を変えることを一生懸命やっている（最もＮＧ）、「でも」「だって」「だけど」「ムリ」「難しい」「分からない」を繰り返して自分で自分の変化へのブレーキをかけている、できない言い訳ばかりしている、いやいややっている、周りや環境のせいにしている、最初から本気で取り組んでいない、知識を増やすことで安心して行動しない、我流で違うことをやる、すぐにやらずに先延ばししている、そもそもアヤコ式メソッドを信じていないなどのケースが見られます。

拒食症の子どもへの言葉の掛け方

過去の私もそうでしたが、拒食症の子どもに、どのような言葉を掛けたらいいのか悩む母親は多いです。私たち母親が掛けたたった一言で急にパニックになったり、突然食べなくなったり、もっと痩せようとするスイッチが入ってしまうからです。

ですが、そもそも、拒食症になるようなコミュニケーションパターン、言語パターンで子育てしてきたために、拒食症を克服に導くコミュニケーションデータがなく、戸惑ってしまうのは当然のことです。ここでは、私自身が子どもに使い、多くのクライアントが成果を出してきた言葉の掛け方のヒミツをお伝えします。

①自分が言いたいことを言おうとすることをやめる（コントロールを手放す）。

②全身全霊で聴く姿勢をつくる（聴くことを98％にするイメージ）。

③もし、目の前にいる拒食症の子どもが小さい頃の自分だったら、母親からなんと言ってほしいだろうかと自分に問い掛ける。

④目の前の拒食症の子どもがまるで自分であるかのようにイメージしながら③の問いから出てきた言葉を掛ける（実際に目に見えているのは拒食症の子どもだが、頭のなかのイメージでは小さい頃の自分に声を掛ける）。

そうすると、母親自身が幼い頃自分が親から掛けてほしかった言葉を頭のイメージのなかの自分にも掛けてあげることになり、脳はイメージと現実が区別できないという特性があるので、過去の自分も癒されていくという一石二鳥の効果があります。幼い頃に掛けてほしかった言葉を自分に掛けてあげると、悲しかった自分、悔しかった自分、怒りに震えていた自分の完了していない感情（未完了の思い）が満たされていき、心が安らかになります。

⑤次に、もし、目の前にいる拒食症の子どもが小さい頃の自分だったら、親からどう関わってほしいだろうかと自分に問いかけます。

⑥⑤で出てきたことをまるで小さい頃の自分にしてあげるように子どもにしてあげます。目の前の拒食症の子どもがまるで子ども時代の自分であるかのようにイメージしながら関わってあげます（実際に目に見えているのは拒食症の子どもだが、頭のなかのイメージでは小さい頃の自分とイメージして関わる）。母親自身がしてほしかったように子どもと関わると、幼い頃の自分の想い、封印していた願望、我慢して押さえ込んでいた感情が受け止めてもらえたことを感じられ、母親自身の中で理解されることを待っていた本当の自分が満たされていきます。もちろん、子どもも心のこもった温かな関わりを肌で感じ、自分は愛されていた、大切な存在だったのだと自分の価値を思い出します。大切に関わってもらえたこと

で自尊感情や自己肯定感が上がり、心が安らかになります。

母親が、自分の親からこんなふうに言ってもらいたかった、関わってもらいたかったと思っていたことを、自分自身にしてあげることを積み重ねていくと、子どもに対しても同じことを自然にできるようになります。自分の内側から子どもの心を受け止め、味方になり、応援する愛情豊かな言葉が溢れるようになります。

拒食症の子どもへの言葉掛けについて、多くの人が勘違いしているのが、自分の言葉で子どもをコントロールして治そうとしていることです。母親が発する言葉で子どもの心を変えようとするのは親のエゴであり、コントロールすることです。それでは子どもは余計に心を閉ざしてしまいます。何を言うかの前に、どのように聞くかが大切なのです。そのためには、

①私の言うことを聞きなさいという支配的マインドを捨て、苦しんでいる子どもの心の声を聞かせてもらおう、教えてもらおうというマインドセットをする

②何を話しても大丈夫、受け取ってもらえる、と子どもが感じるような安心安全な場と信頼関係をつくる

③ 全肯定で受け取るマインドセットをする

ここまでできたら、ようやく言葉を掛けます。ここで大切なことは、どのような言葉を掛けたらいいか、ではなく目の前で苦しんでいる子どもの立場に立ってみて、自分だったらどういう言葉を掛けてもらいたいか、どう関わってもらいたいかを自分に問い掛けることです。そして、その問いから出てきた言葉を掛けるのです。

また、この子は、
どんな気持ちを分かってほしいのだろう？
どんな気持ちに共感してほしいのだろう？
どんなことを不安と感じているのだろう？
その不安がどうなったら安心できるのだろう？
この子が少しでも安心できるように、今私にできることがあるとしたら何だろう？

これらの問いを常に自分にも掛け、心の目で子どもの心を理解しようとする習慣を育てます。子どもに掛ける言葉を見つけるためにする自問自答が、やがて母親自身が封印してきた自分の心の声に気づかせてくれるようにもなります。母親自身が自分の心の声が聞こえるようになってくると、頭であれこれ考えなくても、正解を求めなくても、すべての子どもに当てはまるとは限らない魔法の言葉なるマニュアルを必死で暗記しなくても、いつでも、どこでも、どんな場面でも、子どもの気持ちに自然に寄り添えるようになります。

「心を込めて相手の話をじっくり聴くこと」は、「あなたのことを大切に思っている」という「愛」なのです。

このように母親が子どもへの言葉の掛け方や関わり方を変えていくと、子どもの心は満たされ、自分は愛されている、大事に思われている、自分の気持ちを分かってもらえた、母は味方だと無意識に感じるようになります。子どもの自尊感情が上がり、自己価値観が上がり、自己肯定感が上がります。これが定着していくうちに、子どもは自然に拒食症を手放していくのです。死にたいとさえ思っていた子どもであっても、楽しいことをたくさんして人生を楽しみたいと思うようになるのです。

1日3つだけ「良かったことノート」で肯定感を育む

娘の拒食症改善に役立った習慣として「良かったことノート」というものがあります。娘の提案で始めたもので書いている内容は、ママが私のために何かを作ってくれた、今日は魚が食べられた、といった一日のなかで良かったことを報告し合うノートです。

拒食症の子どもの脳内では、物事を否定的にとらえる習慣が強烈に働いています。これはダウンロード元となっている母親も同じです。そのため自分自身にも、目の前の出来事にも、何においても「否定的解釈」をして、負の感情をこれでもかというくらいに生み出し続け自分で自分を苦しめています。そのような状況のなかでいきなり、肯定的にとらえなさいと言われても、否定的な思考パターンになってしまっているのですぐにはできないこともあります。「その出来事をそこで、肯定的にとらえたとしたらどうなる？」「その出来事に良い面があるとしたらどんなこと？」と一つひとつの出来事に問い掛け、物事のとらえ方を変える練習をし続けて肯定的思考に変化させる癖をつけるのです。

最初はポジティブな言葉遊びから始めたのですが、娘がそれを記録に残したいと言い出しました。そこでノートを買い、シールを貼ってキラキラに飾り、良かったことノートが始まったのです。

拒食症になってからの娘は何かあれば、どうせ私はダメ、私なんてダメなどと語尾がとてもネガティブになりました。そこで、語尾をプラスになるように変えてみたらどうなるか娘に問い掛けてみました。

慣れないうちはノートを埋めることが全然できませんでしたが、少しずつ変化していきました。雨だったけれどあまり濡れなくて良かった、塾で疲れたけれど新しい友達ができて良かった、私は頑固だけど粘り強い、というようなことを書くようになったのです。

今、起こっていることの良いところを書こうよ、とリフレーミング（肯定的にとらえ直すこと）を試みて、その瞬間をプラスに変える練習をしたのです。何気なく過ごしている毎日でも、一日を振り返ってみるとたくさん良いことが起きているものです。洗濯ものがきれいに乾いた、良いお天気だった、この程度のことなら日常にたくさんあるはずです。

プラスの場面というのは、ないのではなくて意識を向けていないだけなのです。そもそも目の前の出来事に良い悪いというものが最初からあるのではなく、その事実（出来事）のとらえ方によって感情がネガティブになったりポジティブになったりしているだけなのです。

例えば、砂漠の真ん中でコップ半分の水を見て、半分しかないととらえるか、まだ半分もあるととらえるかによって、次に湧き起こる感情が不安になったり安心に変わったりします。人は独自のとらえ方をもっていて、そのとらえ方によって自分で自分を苦しめていたり楽しませていたりするのです。

娘はこの良かったことノートをきっかけに、良い面を見つける習慣ができました。1日3～4個ずつでしたがネガティブにとらえてしまうことを、良い面があるとしたらと自問自答し、リフレーミングを行いました。この良かったことノートは、幸せ脳をつくる基盤となり、娘が自分で自分の心を温め、自家発電で内側から肯定的エネルギーを生み出し、拒食症を克服するのに大いに役立ちました。こうして何事もポジティブにとらえられるようになった娘の思考パターンは、気分転換の早さという形になって今も残っています。

実際に取り組む際は、３つのポイントを参考に進めてください。

1　自分に質問する

「この出来事に良い面があるとしたら何？」という質問をする習慣をつけます。脳は質問されるとパソコンの検索ワードによって答えを導くように、自動反応で答えを探し始めます。自分で考えて無理やりひねり出すのではなく、自分に質問することがポイントです。

2　目的意識をもつ

幸せ思考をつくるための脳内アプリ（とらえ方の癖）を書き換えるためにやってい

る、という意識をもってやることです。

3　続ける

「この出来事に良い面があるとしたら何？」という自分への質問が、新しい習慣になるまで続けます。続けることで、さまざまな出来事に対して反射的に良い面を見つけられるようになります。

心の絵を差し替えて心の状態を変えていく

人の脳は、事実をそのまま見ているのではなく、自分が生きてきたなかでの体験という固有のフィルターを通した脳の中のスクリーンで自分が見たいように物事を解釈しながら見ている、という特徴があります。

私の娘は、拒食症の症状がピークとなり、私が覚悟をもって治すと決めディズニーランドに一緒に行ったことをきっかけに、少しずつ食べられるようになり、そこから6カ月で拒食症を克服していきました。実は、ディズニーランドに行った当日やその後の生活で意図的に工夫したことがあります。

それまでは食べることが悪と思っていた娘が、ディズニーランドではバイキングで4回もおかわりをしました。私はそのとき「今、どんな感じがする？」と問い掛けました。すると娘は「好きなものを好きなだけ自由に食べるのって幸せ」と言いました。そこで「好きなものを好きなだけ自由に食べるのって幸せだよね」とオウム返しをして受け取り、その体験を深く娘に味わわせることをしたのです。また、「私には居場所がない」と何度も言っていた娘が、その日は「ママ、私にも楽しめる場所があったんだね。楽しむっていいね」と久々に笑顔を見せてくれました。

私は、娘が感じたすべての幸せな感覚を体内で覚えていられるように、シンデレラ城やパレードなど見えているものや感じていることについてたくさん対話をし、その体験を親子で共有しました。今何が見えるのか、どんな感じがするのか、どのような気分なのか。私が園内のさまざまな場所でゆっくりと質問すると、娘は幸せな感覚、ウキウキした感覚を繰り返し言葉で表してくれました。

そして帰宅後、娘と選んで購入したお気に入りのディズニーの絵を家の壁に掛け、嫌な気持ちになったらあの絵を見てねと言いました。彼女から見える場所にディズニーの絵をいくつか掛け、ディズニーランドに行ったときの楽しかった感覚と感情をすぐに思い出せるようにしたのです。

すると、娘は家にいながらディズニーランドに行ったときの楽しかった場面を思い出し、イメージすることによって気分を変えることができたのです。食卓に掛けたディズニーの絵を眺めながらディズニーランドでの体験を頭のなかで再現し、そのときの感覚に浸ることで喜びやワクワクなど肯定的な感情が溢れ、食欲も出るようになりました。

それをきっかけに、娘は自分の部屋にもディズニーランドで撮った写真を貼りました。さらに、大学受験に合格したら行こうと約束していた憧れのホテルの写真までも目に入る部屋の壁に貼り、彼女が嫌な気分になったときに、その絵を見ることによって心の状態を変えていこうとチャレンジし始めました。

これは実は、脳の仕組みを応用したものですが、このように、拒食症克服のサインが見えたときには、そのときその瞬間の楽しかった体験を親子で共有し、その後もその感情をすぐに思い起こせるような工夫をすれば、心の状態をリセットする手助けになることがあります。そのためには、拒食症の子どもの変化を見逃さないことが大切です。そして、そのときに見た景色、映像、音楽、匂い、味、触感などを五感で記憶に残し、また思い出せるように対話で脳にハッピーな感覚を定着させていくのです。その楽しかった体験をいつでもどこでもすぐに思い出せるように、対話を繰り返してそのときの映像を頭のなかで再現します。脳は、自分の脳のスクリーンで見ているものも現実ととらえる仕組みがあります。脳内スクリーンに楽しかった映像を何度も映しだし、楽しかった感情を再現する、そんな方法を使いました。

拒食症克服の3つのサイン

子どもが拒食症を克服したかどうかの指標は、ただ食べられるようになることではありません。拒食症は心の病であり、その心の病をつくる根本原因となっている「脳と言葉の使い方」が判断基準となります。

①３秒以内に肯定的なとらえ方ができている
②自分軸の幸せ基準で選択ができている
③自分のことが大好きになっている

①はどのような出来事が起こっても肯定的にとらえられる、物事の良い面を３秒以内に見つけることができているという状態です。一見、ショックな出来事や悲しい出来事だと感じることが起こったり失敗したりしたときに、３秒以内に「〜〜でよかった」というプラスの言葉が反射的に口から出ていれば大丈夫です。

これは娘の事例ですが、仕事でミスを指摘されてこっぴどく叱られたことがありました。拒食症のときは、こんなことさえできない私はダメな人間だ、私はみんなに迷惑をかける邪魔な人間だ、私なんかいないほうがいい、私は何もできない、何も良いところがない、というような否定的で自虐的な言葉ばかりが出ていました。ですが、拒食症を克服してからの娘は、絶対に自分の心をいじめません。「間違えるくらいがかわいいよね、完璧なんて息がつまる、完璧じゃなくても私は価値がある」、という言葉を反射的に発していました。もちろん、ミスは謝罪し、それについては自己責任でやり直しをします。ですが、拒食症のときのように自分で自分の心をこれでもかというほどに追い詰め、奈落の底に突き落とすような発想を二度としなくなったのです。

②は世間の常識や他人の物差しではなく、自分の心が幸せだと感じる基準で何事も選択し、決めることができている状態です。

例えば、何かを選択する場面に遭遇したとします。拒食症のときは、みんなはどう思うか、どちらがいいと思うか、どちらが正しいのか、を他人に問いただします。心を殺し感情がマヒしているので正しいか間違いか、良いか悪いかのジャッジ思考になっており、正解は何なのかという選択基準で物事を選びます。自分の心の声を無視し、他人軸で正解を求める思考は幸せ感にはつながりません。拒食症を克服していると、どちらを選んだら自分が楽しく幸せと感じるか、気分が上がるかで選ぶようになります。だから、いつでも楽しい、幸せ、と感じられて良い気分で過ごせるようになるのです。こちらを選ぶと楽しい、こちらを選ぶと幸せ、という基準で選択するようになります。

また、これまでいかに自分の心に嘘をつき、周りの価値観に合わせて妥協して生きてきたのかに気づき、断捨離を始めることもあります。自分が嫌だと思う人や合わない人と無理して関わらなくなり、人間関係が良くなります。自己主張や好き嫌いの判断が明確にできるようになり、新しい目標や夢、自分が進みたいと思う方向が見えてきます。着るものが明るい色に変わり、声のトーンが上がり、表情はつきものが落ちたように柔らかくなります。

③は拒食症の人が抱えている感情とは対極にある状態です。
例えば、人からどう思われているか、人からどう評価されているか、という他人軸で自分を評価しなくなります。自分を人と比べなくなり、人の目を気にしなくなります。人が怖くなくなり、むしろ好きになります。自分の好き嫌いがはっきりし、瞬時に判断できるようになります。自己犠牲をすることなく、自分のことも人のことも大切にするようになります。人がどうすれば楽しく幸せと感じるかを考えるゆとりが生まれ、愛や

思いやりが溢れてきます。

このように、自分の思いに沿った幸せ基準を人生に取り入れて選択するようになると、毎日がとても楽しく幸せな気持ちになります。その背景にあるものは、自分が幸せを感じられるもの、楽しいと感じられるもの、心地よいと感じられるものを大切な自分のために選んであげているということです。だから、潜在意識（無意識）が自分は自分から愛されていると毎日感じられるようになり、そんな自分が大好きになります。心が満たされ豊かさが生まれ、人に優しくなり、幸せな人間関係に恵まれ、人生がどんどん好転して自分っていいなと感じられるようになります。

真のゴールは母親が幸せな生き方を実現すること

アヤコ式メソッドの真のゴールは、子どもが拒食症を完全克服したその先に設定しています。なぜなら、子どもの拒食症の原因となっている私たち母親の脳内データが完全に幸せ思考データに書き換わっているかどうかは、母親本人には分からないからです。

そもそも脳はゴールに対し80％あたりに来ると、あたかも達成したかのような錯覚を起こしています。無意識に慢心して、まだ幸せ思考データに完全に書き換わっていないのに、もう書き換わったと思い込んで脳内データの書き換えを途中でやめてしまい、徐々に過去の不幸思考パターンに引き戻されていくという罠にはまりやすいのです。

ですから、この脳の特性を理解し、常に幸せ脳のバージョンアップを楽しくやっていくことが重要です。母親が自分の脳を幸せ脳にバージョンアップし続けていると、子どもの脳はそのデータをダウンロードし続けているので、子どもも母親もどんどん幸せが拡大していきます。そして、母親が幸せ脳をバージョンアップし続けていれば子どもは拒食症になる脳に戻ることができません。これこそが、結果的に子どもが拒食症を手放していくというカラクリなのです。

では、真のゴールに到達し、さらにバージョンアップし続けている母親は、どのように変化を遂げているのでしょうか。私自身やカウンセリングしてきた方たちの実例です。

・人の顔色をうかがい人に合わせた生き方をせず、自分の心の声を最優先できている

◆シャンパンタワーの法則（イメージ図）

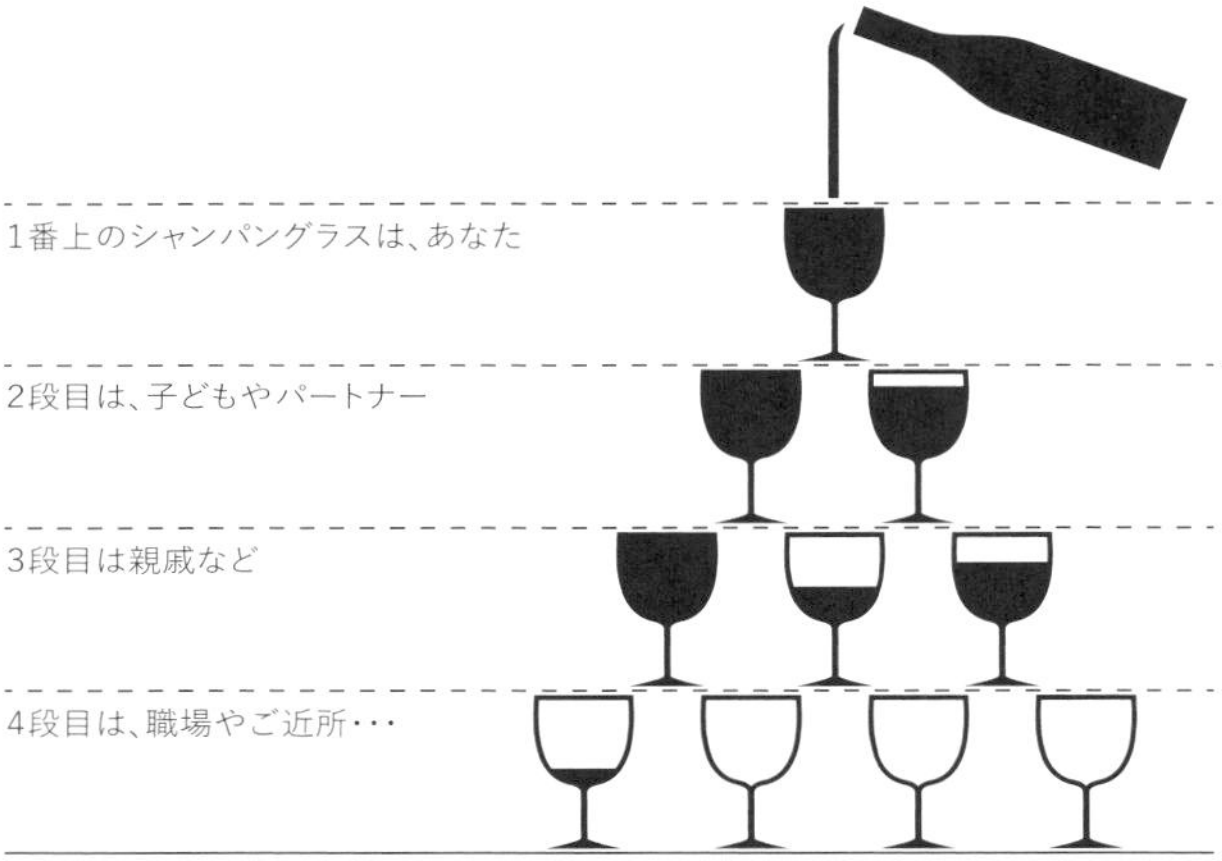

あなたは、自分というグラスにシャンパンという愛を注いでいますか？

著者作成

・周りからどんなに批判や否定をされても、一緒になって自分を批判したりダメ出ししたりせず、自分の価値を失うことがない

・物事を決める際は、自分の価値観やまず自分がどうしたいかを軸に選択している

・周りの意見や考えに迎合することで自分の居場所を作っていた状態から、自信をもって自分が望む生き方をできるようになり、同じような思い、同じような価値観の人とつながっている

・自尊感情が爆発的に上がっている

・嫌な人と我慢してまで付き合わなくなっている
・嫌なことを嫌とはっきり言えるようになっている
・自分の気持ちを最優先に大事にすることができるようになっている
・浪費やストレス発散ではなく、大切な自分のために時間やお金を使えるようになっている
・努力、根性、我慢で幸せになろうとするのではなく、自分の心の声に沿った幸せを実現している
・人に頼ったり、甘えたりすることができている
・若返っている
・パートナーシップが良くなっている
・自分の身を削る生き方から、自分を最も大切な人として扱えるようになっている

これらは一例ですが、母親がこのように自分軸をしっかりもち、幸せを感じながら生きる選択ができるようになっていることです。そして、母親自身が自分の内側から溢れ

れる愛で自分を満たすようになるとその溢れた愛で、決して自分を削ることなく、子どもの心も愛で満たしてあげることができるのです。

人はまず自分を愛し、幸せにならないと、周りを幸せにすることはできません。この考え方を「シャンパンタワーの法則」といいます。シャンパンタワーとは、シャンパングラスをピラミッド状に積み重ね、1番上のグラスにシャンパンを注いでいくセレモニーのことです。1番上のグラスにシャンパンを注いで満たされると、2段目、3段目、4段目と下の段のグラスも満たされていきます。

この1番上のグラスが母親で2段目を子どもやパートナー（家族）、3段目を親戚、4段目を職場やご近所の方などに見立てます。そして母親がどのグラスから愛を注いでいるか、まず自分という1番上のグラスに注ぐことが重要なのです。

一般的にも、1番上のグラスが空のまま2段目の子どもやパートナーから優先的に愛を注いでしまう母親が多いといわれています。これでは常に自分の心が枯渇し、いつか限界がやってきます。さらにいえば、そもそも空っぽのシャンパングラスから注がれたものは、自分の身を削る義務や私が「〜しなければならない」というような「べき思考」、「ねばならない思考」の負のエネルギーであり、真の愛ではありません。これでは、愛を注いでいるつもりで怒りや悲しみなどの負のエネルギーを注いでしまっていることになります。まずは、1番上の母親のグラスに愛を注ぎ、そこに愛を注ぎ続ければ自然と1段目から愛が溢れ、2段目、3段目のグラスに愛が零れ落ち注がれていく。つまり母親自身が幸せになること、その結果大切な人たちが幸せになっていくのです。

子どもの拒食症で相談に行くと、よく医師やカウンセラーに「母親が楽しんでいれば治る」とアドバイスされることがあります。しかし、母親がただ楽しんでいても拒食症はなんら良くなりませんし、むしろ悪化することさえあります。

母親が自分自身の人生を楽しむことは重要ですが、楽しむという行動レベルだけ変えても、そもそもの思考パターンが変わっていなければなんの意味もありません。不幸思考で自分を裁き、罪悪感を抱きながら行動レベルで楽しむことをしたとしても、一時的に「楽しい」と感じただけで、幸せ思考に書き換わっているわけではないからです。

過去の私もこういったアドバイスを信じて、なんとか楽しもうとしましたが、その瞬間は楽しいと感じられる部分があったとしても、常に頭のなかでは「もしこのまま治らなかったら私も娘もいったいどんな人生になっていくのだろう」という不安や恐れにさいなまれ、正直にいって心底楽しめることなどありませんでした。そして、もし何かで楽しんだとしても、家に帰ればまたいつもの地獄が待っているのです。

「お母さんが楽しんでいれば治る」というのは、当事者にとってはとても無責任な言葉だと私は感じています。楽しむ行動そのものが本質ではありません。そうではなく「私は自分を大切に扱い、人生を楽しむに値する人間だ」という自己重要感や自己価値観を得られる脳内データの構築が本質です。母親が、この脳内データに書き換わっていれば、ダウンロードしている子どもの脳内にも同じデータが書き込まれ自然と自分を愛し、自己肯定感が高く、幸せな行動に移っているので、母親も子どもも自分の脳内データに沿って自然体で人生を楽しんでいる状態になっているのです。

第4章

入退院を繰り返す
地獄の日々を
乗り越えて――。
アヤコ式メソッド
10の成功事例

脳内改革を墓場までする覚悟で

これから紹介する成功事例は、アヤコ式メソッドを学ぶ講座を受講して子どもの拒食症を克服した母親たちのリアルな声です。彼女たちも私と同じように、子どもの拒食症に悩み、絶望し、病院はもちろん、さまざまなところへ救いを求めるも、なかなか子どもの拒食症を治すことができませんでした。そして、私のブログやSNS、YouTube、口コミなどでアヤコ式メソッドのことを知り、もうこんな苦しい日々を終わりにしたい、と私のところにやってきたのです。

本来ならば、子どもや家庭について言いにくいこともあります。それでも、自身の体験を包み隠さず語ってくれるのは、それまで何をしても生命の危険すらある拒食症から子どもを救うことができなかったのにメソッドを心から信じて実行すれば、子どもの拒食症は必ず克服できることを知っているからです。

2年半入院し、最後は水すらも飲まなくなった

Ｋさんの高校生の娘は拒食症になり2年半もの間、高校を休学して入退院を繰り返していました。子どもの拒食症に気づき、病院へ連れていったときには、即入院を言い渡されるほど衰弱していました。Ｋさんが講座を受講する直前には入院中にもかかわらず食事はおろか水すら飲めなくなり、薬を飲み込むことが難しい状態にまで悪化していました。

その頃のＫさんは常に心が暗く、重いものに覆われて、そこから脱出したいともがいていたそうです。でも、どんなにもがいても出口が見えず、娘の命に危険が及ぶほど拒食症の状況はひどくなるばかりでした。

こういった娘の状態に、不安で頭のなかが支配されていたというＫさんは、まずは私が行っている別の講座を受講しました。そこで、久々に笑っている自分に気づきます。

「私にも笑える場所があった。もっと笑いたい」と、私が娘の拒食症を完全克服したこ

とを書いたブログを読みこみ、私たち親子を救ってくれるのは、このメソッドしかないという覚悟をもって講座の受講を即決しました。Kさんと同じ普通の主婦だった私が娘の拒食症を完全克服したこと、多くの受講生たちが子どもの拒食症を克服させたことに説得力があり、大きな希望を抱いたそうです。

それまでのKさんは、母親として娘に自分の尺度による正しさや、自分の価値観を無意識に押し付けていたといいます。講座を受講して、娘の拒食症が自らの思考の癖に原因があると気がついたKさんは、自分の脳内が変わらなければ、もう二度と娘を拒食症から救うことができないと腹をくくりました。それでも、受講し始めた頃は、何も悪いことをしていないのに事あるごとに「すみません、すみません」と私に謝ることを繰り返していました。また、常に人に気を使い過ぎていて、嫌なことでも我慢をして自分が背負っていくことが当然で、それができない人間はダメな人間という思い込みもありました。

ある日、足が痛かったKさんは、娘と公園で一緒に走り回ったときに「ママは他人に無理しないでね、頑張り過ぎないでね。と言うのに、自分はそれを無視しているよね」

と言われたことがあるそうです。娘はKさんの自分のことを大切にしない思考の癖を見抜いていたのです。Kさんは自分の心にふたをし過ぎて、自分が無理をして生きているのか、やりたくないことを無理にやっているのか、自分で自分のことが分からない状態になっていました。無意識に自分をいじめて、誰からも責められていないにもかかわらず罪悪感を抱えて生きていたのです。

このような思考の癖をもったKさんですが、講座を受講して1カ月が過ぎた頃、娘は病院が決めた量の水をなんとか飲むことができるようになり、退院することになりました。受講してたった1カ月なのに、すべてに本気で取り組んだKさんの脳内改革はかなり進んでいきました。その証拠に、悩んでいたはずなのに受講している間は楽しくて、時間があっという間に過ぎていってしまうと、受講前とは比べ物にならないような明るい顔で語るのです。

退院直後、まだ痩せ細ったままで水を飲むことをためらっていた娘に対して、「大丈夫！　私がいるから。この子はもう入院することはない」と、それまでは不安しか抱くことができなかった自分が自信をもって子どもと向き合えると確信したそうです。結果、娘の拒食症はどんどん快方へ向かい、それから一度も入院することはありませんでした。それどころか、見事に拒食症を完全克服し、食べたいものを食べたいだけ食べて「あー、幸せ」「楽しい」と笑顔で話すまでになったのです。「棺桶に半分足を突っ込んでいるようだった」とＫさんが語る娘の身体もすっかり元に戻り、高校にも復学しました。

それまでのＫさんは、拒食症の入退院で「娘の高校生活が２年も遅れてしまって、どうしよう」という周りからの視線や評価を気にするなど否定的な思考が目立ちました。しかし、脳内改革により何事も肯定的にとらえられるようになって「高校生活が２年遅れていても楽しく学校に行ければ、いいって思えるようになりました」と、明るく笑って私に話してくれます。子どもも同級生より２歳年上でもまったく気にせず、高校生活を楽しく過ごしています。なんと校内のマラソン大会で１位になり、自分らしくキラキラと輝いた毎日を送っているのです。

多くの受講者と接してきた私でも驚くほど、わずか１カ月という早さでＫさんがこんなにも変わることができたのには大きな理由がありました。

受講時に「私は本気なので、全部アヤコ先生の言うとおりに素直に実践します。だから、私にも本気で全部を教えてください」と宣言をしたのです。講座に懸ける思いが人一倍強いことは一目瞭然でした。ほかにも、Kさんには講座に対する熱い思いが分かるエピソードがたくさんあります。

コロナ禍でのオンライン講座だったのですが、Kさんは受講のためにパソコンを新調し、初心者でも問題なく受講できるようにとパソコン教室にも通って万全の準備をしていました。受講前から、すごい意気込みでした。

私が洋服の色が相手に与えるイメージとして、黒は、ネガティブイメージとして絶望、孤独、恐怖、暗いなどを与え、子どもが心をさらに閉じてしまう可能性があるので黒っぽい服を選びがちであれば明るい色の服を選ぶとよいことを講座で話すと、講座の合間の短い休憩時間にクローゼットを見渡してきて「明るい色の服がない」と息を切らしながら反省していました。そして、その次の講座からは、私が勧めた薄いピンク色や明るい色が似合う女性に変身していたのです。

最初の宣言どおりに、講座で伝えたことを素直に「はい、分かりました！私やります」と元気のいい返事とともに、次々と実践していきます。こうして、Ｋさんはたった１カ月でも否定的な思考を脳内から追い出し、肯定的な思考で脳内をいっぱいにしていったのです。

講座やカウンセリングを受講しているのに成果が出ない、と言う人がいます。そういう人に対して、私はＫさんのように、本気で講座内容を素直に忠実に実践しているかを聞いています。すると、講座内容を自分の都合のいいように我流にアレンジしていたり、私以外の講座やカウンセリングを受けたりと、不安や心の迷いから講座で教えていること以外のことをやってしまっているのです。なかには、最後まで本気になることができず卒業される方もいます。ただ、そのような方の多くが「あれから、いろいろ試したけれど、子どもの拒食症を克服することができないままです。もう一度、受講させてください」と、今度は本気の目をして戻ってくるのです。

短期間で成果を出されたＫさんは最初から、まっすぐ講座内容だけを実践して「自分は価値のある人間」だということを信じて、メソッドの一つひとつを自分のものにして、変わっていきました。

母親が本気でアヤコ式メソッドに取り組めば、Kさんのようにたった1カ月でも変化を起こすことが可能です。母親の本気の思いが、子どもの傷ついた心を癒やし、自尊感情を高め自分を愛する心を取り戻させるのです。母親が本気になった瞬間から子どもの心が変わりだします。しかし、なかなか本気にならない母親もいます。「医師に行って、少し体重が戻ったから」「ほかの人のカウンセリングも気になる」など、心に少しでも迷いや本気になれない要素があると、意識があちこちに分散してしまいます。自分で自分の頭のなかを混乱させて堂々巡りをしているうちに、再び不安が生まれて拒食症の真の克服からどんどん遠のいていくのです。Kさんのように、「もう、本気でこれに集中する！」とメソッドを実践していけば、それだけ早く結果が出るというわけです。

Kさん親子の今の口癖は「もう、毎日が楽しくて、楽しいこと以外は思い付かない」になりました。子どもも「ママ、食べるのって幸せだね。毎日を楽しむっていいね。私は日々を楽しむために生まれてきたんだね」と言っているそうです。まさに、子どもは母親の心のなかを映す鏡だという分かりやすいエピソードです。

周りを優先して、自分の心を無視し、無意識に自分をいじめながら生きていたのが嘘のように、Ｋさんは自分の心の声に正直に、自分をいたわり、幸せ街道をまっしぐらに歩んでいます。娘の拒食症と向き合い、それを克服に導いたことで見つけた、自分らしい人生を謳歌《おうか》しています。さらに、夫との関係もこれまでにないくらい良好ということからも、自分が変わることが周りの人にも大いに影響を与えていることが分かります。

痩せ細っていく娘を前に不安で頭のなかがいっぱいだった頃、Ｋさんは「自分はもう笑うことなどないし、不安を抱えたまま絶望して生きていくのだろう」と思っていました。でも今は、悩んでもそのとおりにはならないし不安になっても仕方がない、とまで思考を変えることができるようになったのです。そう思えるようになったことで、人生が明るく生きやすくなり、自分もたくさん笑うことができると分かったのです。

一方であのとき本気で講座を受講していなかったら娘は再び入院をして、それでも痩せ続けていく娘のことで頭のなかは不安に支配されて、Ｋさんは今も自分を責め続ける日々だったに違いないと話していました。子どもも拒食症を克服できないままで、ずっと苦しみ続けていたと思います、と。

覚悟を決めて講座を受講しアヤコ式メソッドを実践したことで、一歩を踏み出したKさんは、これまで見たことのないようなすばらしい世界が見えるようになったことを私に教えてくれたのでした。

医師が7人変わっても克服できない拒食症

ピアノ講師のFさんの娘は、拒食症により中学1年生から入院を3回経験しました。通院も含めれば医師が7人も変わり、発症から5年が経過してもまったく状況は変わりませんでした。

医師たちは心の病気ということは頭の隅では分かっていても、減った体重を元に戻すことばかりを優先する治療をしていました。時には「お母さんはどういう教育をしているのですか。もっと言い聞かせて食べさせてください」など、母親の教育へのダメ出しをされたこともあったといいます。

それでも医師から離れることができない状態でいました。なぜなら医師との関係を断ち切ってしまうことは、娘が死ぬかもしれない瀬戸際の状態になったとき、行き先がなくなってしまうからです。娘の緊急事態を想定すると医師たちとは対等になれず、悔しい思いをしながらも仕方なく彼らに頭を下げ続けたそうです。そういった状況にＦさんは自分の人格までも否定されているようで惨めだったといいます。

私はＦさんと初めて話したときに「その医師のもとで、お嬢さまは少しでも良くなったのですか」と問い掛けました。なぜなら回復の兆しがないから医師が７人も変わり、５年もの月日が経ってしまっていたのです。

私は「お嬢さまの拒食症を克服させられない人たちの話は聞かなくていい」と、Ｆさんにきっぱりと伝えました。それは決して医師や病院を完全に否定しているわけではありません。やはり、いざというときの生命維持の点では必要不可欠です。ただ、私も娘の治療中に拒食症の根本的な原因を理解していない医師やカウンセラーから非情な言葉を浴びせられてつらい思いをした過去があります。そんな言葉に惑わされずに、母親の力だけで娘の拒食症を完全克服させた経験と多くの実績があるからこそ、病院を頼っても拒食症を克服させられないことを知っています。そのことを、親子で苦しみ続けているFさんになんとしても理解してもらいたかったのです。

また、母親の内面に目を向け、脳と言葉の使い方を変えることで拒食症は回復するという話をしたときに、私の強い思いから「愛とパワーを感じた。この先生でやっと、娘の拒食症は克服できる！」と心底思ったといいます。

最終講座が迫った頃、Fさんはこれまでふたをして自分が気づいてなかったドス暗い感情がポロっと顔を出したことに驚いたそうです。娘の拒食症を克服するために受けた講座でしたが、我慢ばかりをして生きていたFさん自身の人生を振り返るきっかけになりました。生きづらさの原因を手放して、自分に正直に生きることで新たな自分に出会えたのです。そんな母親の変化を敏感に感じ取った娘からも「お母さん、なんだかいきいきしているね」と言われたといいます。

受講開始から半年ほどでFさんの子どもは拒食症をほぼ克服してしまいました。ここで大切なのは、拒食症の完全克服には、克服ののち、少なくとも1年は様子を見ながら本当に自分たちは脳内改革が進み、どのくらい変化しているのかを見極める必要があるということです。

脳内も心のなかも見えません。目には見えないので、実際に脳内改革が進んでいるのか、停滞しているのか、後退しているのかが分かりづらいのです。目に見えないものに対して人は自分の都合の良いように解釈しがちです。それが落とし穴となって、脳内改革が未完了なのに拒食症を克服したと思い込み、何年も回復と悪化を繰り返すという苦しみを抱え続ける人をたくさん見てきました。

拒食症克服後から１年という月日があれば、良いことだけではなく困りごとも出てきます。拒食症が再発しやすいような状態に遭遇したときが、克服の段階を確かめる絶好のチャンスです。例えば、１年という月日のなかで、親子の前に大きな壁が現れても、母親や娘の症状が元に戻らなければ拒食症を克服している可能性大といえます。再発を危惧するような出来事が起きても自分を否定したり責めたりすることなく、むしろ「こんな体験ができて良かった」「勉強になった」「この体験があったから成長できた」というような前向きで肯定的なとらえ方が３秒以内にできていれば克服している可能性が高いのです。

このようなことが1年という時間のなかではたびたび訪れます。新たな壁が現れたときに『拒食症克服の3つのサイン』と照らし合わせれば、拒食症を克服しているのかがはっきりと分かるようになります。

Fさんの娘は以前のようにご飯が食べられるようになり、普通の生活もできるようになりました。楽しい、幸せといった肯定的な言葉が自然と口から溢れているといいます。

私のオンライン講座を受講中のFさんが休憩時間にダイニングに行くと、娘がホームベーカリーで焼いたパンとチーズ、野菜ジュースといった2人分の昼食の準備がしてあったそうです。それまで昼食は水一口が精一杯だったため、Fさんはとにかく驚いたといいます。同じ物を同じ分だけ一緒に食べられた幸せなランチタイムを過ごし、そんな日が当たり前の毎日になるように、これからも自分が幸せになる思考を習慣化していきたいと宣言してくれました。

拒食症が引き金になって強くなる自殺願望

介護士をしているCさんの大学3年生の娘は大学1年生の春から急激なダイエットで痩せ始めました。当初、Cさんは娘がそこまで追い詰められていることに気がつかず「きれいになってきたね」と、のん気に構えていました。

半年くらいたった頃から過食嘔吐を繰り返すようになりました。精神的にも追い詰められた娘が、「死にたい、消えたい、飛び降りる、殺してくれ」と言い出したのです。さらに、リストカットなどの自傷行為も繰り返しました。まるで急な坂を転げ落ちていくような娘の様子に、Cさんは戸惑うばかりでいったい何が起きているのか頭が追いつきませんでした。講座を受け始めた頃のCさんは、非常に追い詰められていて顔がこわばり、常に悲しみでいっぱいの状態だったことをよく覚えています。

昼夜逆転の生活になり、ますます追い詰められていく娘の心理状態がつかめず、自分の誤った声掛けでこの子は死んでしまうのではないかと怖くてたまらなかったといいます。Ｃさんが少しでも娘に役立つ情報はないかと必死になってインターネットで情報を探していたとき、母親が子どもの拒食症を完全克服させたという私のサイトを見つけました。

以前からネットで情報を探していて、精神科医やカウンセラーによるアドバイスを見てはいても、どれも具体的ではないうえに、Ｃさんの心に響くこともなく娘の拒食症や過食嘔吐を具体的に治す方法を見つけ出すことができなかったそうです。ですが、アヤコ式メソッドの『母親の力だけで子どもの拒食症を克服できる』という事実に衝撃を受け、それなら私にもできるかもしれない！と未来に希望が見え、覚悟を決めたのです。

本格的に拒食症に関しての学びをスタートしたことで、拒食症という病気の仕組み、拒食症の子どもの心の仕組み、子どもの拒食症の克服法を習得していきました。子どもの拒食症や過食嘔吐は子どもの心の弱さや性格が原因だと思い込んでいたＣさんの常識を、根底から覆す情報に目からウロコが落ちたといいます。さらに、娘を完全克服させるためにメソッドを学べる講座の受講もすぐに決断したのです。

受講中に自傷行為を繰り返していたＣさんの娘が、県外の大学に通うために一人暮らしを始めたいと言い出しました。自殺願望の強い状況で娘を一人にすることは心配でたまりませんが、そんな気持ちを悟られないよう、娘の望みを叶えてあげようと送り出したそうです。

ある日、一人暮らしを始めた娘から多数のリストカットの写真と一緒に「今日もこんなに頑張って生きました」というＬＩＮＥのメッセージが届いたという相談を受けました。その際私は悲痛な面持ちをするＣさんに「今のお嬢さまの姿は、Ｃさん自身なんですよ」と伝えました。

Ｃさんは、なかなか母親の状態＝娘の状態だということを理解できずにいました。でも、娘からの痛々しい写真と心の叫びにより自分を変えなければ娘も変わらないと理解していったのです。そして「これから変えなければいけないのは、娘ではなくすべて自分だ」と腹をくったことで状況は好転していきました。

実はＣさん自身にも抱え込んでいるものがたくさんありました。義理の両親との同居で、常に自分を後回しにする自己犠牲的な生き方をしてきたのです。そのため、自分の感情について語ることが難しくなってしまうほど、感情を表に出せなくなっていました。

受講してしばらくした頃、娘から出てくる言葉が変わってきたと教えてくれました。連絡がくる回数が増えて、明るい内容の話をするようになったというのです。さらに、「実家には二度と連れ戻さないでくれ」と言っていたのに、「実家に帰るのが楽しみになった」と言うまでに変化を遂げたのです。自分をさげすんで、全部自分のせいと考えていた物事に対するとらえ方が変わって、娘は前向きになっていきました。

加えてCさん自身も、講座を受けて自身の生き方を振り返ったことで、こうであるべき、こうでないといけないという自分をがんじがらめにしていた枠がなくなり、生きやすくなったそうです。Cさんからは悲しみでいっぱいの表情が消え、とてもよく笑うようになりました。自分の心の声に沿ってきちんと自己主張できるようになっていったのです。

Cさんの生活環境自体は変わりませんでしたが、同居もストレスがなくなっていったそうです。なぜなら義理の両親と一緒に暮らしていても、自分にも選択する権利があると思えるようになったことで、自己犠牲的な考え方から解放されたからです。

ある日、実家で父親からモヤモヤするような相談を受けたとき、真面目過ぎるＣさんは父親のためにきちんとした回答をしなければならないと思い悩みました。そんなＣさんに娘は、自分が悩むほうばかりをいつも選んでいると指摘されたといいます。そして、悩んで自分を苦しめるくらいならば自分が何もかもを背負って相談に答えを出さなくていいという選択肢があることに気づいたそうです。

　そんな選択があったことに気づいた瞬間から、Ｃさんの心はとても楽になりました。自分にはない発想をくれるようになった娘に対しても、この子は生きるためのすばらしい能力をもっているから大丈夫だと信じられるようになったのです。

　学歴や容姿など世間の価値観に縛られて生きづらさを感じていた娘は、自分の人生を面白い人生と笑って振り返るまでに変わっていきました。そのうえ、嫌なことは嫌だと自分の意見をはっきり伝えることができるようにもなりました。

　妹が「お姉ちゃん穏やかになったね」とつぶやいたそうです。拒食症に苦しんでいたときは常にイライラして、気に入らないことがあるとすぐ怒っていたのが嘘のように優しくなったからです。険悪だった姉妹関係も、今ではよく電話やＬＩＮＥをするほどその仲が回復しました。

成人式での娘は、拒食症で苦しんでいたときには想像ができなかったくらい穏やかな顔に変わっていました。実家に帰って来るときにそんな娘から手巻き寿司をリクエストされ、「おいしい！」と言ってものすごく幸せそうにほおばる姿に感動したと笑って話してくれました。

Ｃさんはもしアヤコ式メソッドを学ばなければ、子どもの拒食症の仕組みを知らないまま、娘をなんとかしようと責めるようなコントロールを続けたままだったといいます。今のような明るい未来なんてないと思っていたといいます。娘のためにこんなに頑張っているのになぜ幸せになれないのかと思っていた日々が嘘のように、私の講座でアヤコ式メソッドを落としこんだことでＣさん本人もキラキラ輝いています。

嘘のように大らかに気持ちがもてるようになった娘は、大学生活を自分のペースで謳歌しています。そんな自分らしく開花していく娘の姿を見るたびにＣさんは幸せを噛み締めているのです。

20年で数千万円も投じてきた権威の方法

私のもとへ相談に来る母親は、いくつもの病院やカウンセラーを渡り歩き、子どもの状態がますます悪化してしまった末にたどり着いたという人がとても多いです。長い間、娘の拒食症で苦しんできたAさんもその一人で、私のカウンセリングで子どもの拒食症を克服した母親からの紹介でやって来ました。「もうこれを最後にしたいんです」と悲痛な表情でこれまでの経緯を話し始めました。

Aさんは、摂食障害の権威とされる先生のカウンセリングを家族ぐるみで受けてきました。その投資額は20年間でなんと数千万円にものぼります。そもそも、20年もカウンセリングを受けているにもかかわらず、子どもが拒食症を克服できていない事実こそが、そのカウンセリングの答えです。その先生から受けたアドバイスは「お母さんがもっと気楽にしなさい。現状維持でいなさい」という内容でした。現状維持でいた結果、娘は20年間拒食症で苦しみ、ますます悪化して自傷行為にまで走るようになりました。家族は娘が悪いと思ってしまい、ますます腹が立つ日々を送っていました。その親の怒りが娘に伝わり、娘はますます自分を傷つけ、それを見た両親が娘を責めるという負のスパイラルに陥っていきました。もう、娘も家族も心がボロボロだったのです。

Aさんは、私のカウンセリングを受けて拒食症の根本的な原因と具体的な解決策を知り、それまでの勘違いに気づきました。何千万円も投じてきた今までの対応は、すべて対症療法だったのです。対症療法とは、病気の原因を取り除くのではなく、表れた症状を和らげる治療法のことです。こんなうわべだけの対応では、永遠に拒食症を完全克服することなどできません。この道の権威といわれる先生ですら、拒食症の本質を理解していないのです。

このように間違った方法を教えられて苦しむのは、拒食症の子ども本人と母親、そして家族であり、教えたほうはなんの痛みも抱えません。「20年も無駄なお金と時間を使ったことが腹立たしい！」と怒りで震えるAさんの言葉が忘れられません。

その後、20年以上も苦しんでいた娘は自傷行為をやめ、ゆっくりとですが拒食症を克服していきました。家族の笑顔も増え、失われた20年を取り戻すかのように、一家だんらんの時を楽しみながら過ごしているそうです。

2年間止まらなかった自傷行為が止まった

Tさんの中学3年生の娘は、中学入学と同時に拒食症に近い症状のほか、不登校から、引きこもり、自傷行為が始まりました。相談したカウンセラーから、母親が楽しく充実していれば子どもも回復するというアドバイスを受けたものの、表面を取り繕うだけではなんの解決にも結び付かないことが分かりました。ほかにいろいろと手を尽くしても、少し良くなったように見えては悪化するということを繰り返し、具体的にどうすればいいのか分からないまま悩み苦しんでいました。ずっと引きこもったままで誰とも話をしない娘とは、対話すらできず信頼関係が壊れた状況だったといいます。Tさんは、子どもの不登校を解決した受講生の紹介で私のところに来ました。

Tさん自身の話に耳を傾けると、同居している義父母の言いなりで、「べき思考」がとても強いことが分かりました。例えば、足が弱い義親を病院に連れていかなければならない、それは娘の役割。嫁の私が我慢してやるしかないなどさまざまな場面で同居する嫁としての苦しみを抱えていたのです。

ある日、Tさんが義父から人格を否定する言葉を浴びせられました。それを聞いていた娘が、腕から血が噴き出るほど深く自傷行為をして救急車で運ばれました。母親の心の傷みを娘が身体で訴えている状況は、まさに「子どもの状態は母親の生きづらさを映しだす鏡」そのものだったのです。

この出来事がきっかけで、Tさんはますます本気で克服法に取り組むようになり自分自身の生き方を変えると決意したのです。

Tさんは、受講回数を重ねるごとに自分の人生観が変わっていくのを感じていました。それまでは、他人軸で動く自分に対し、他人から評価されることで無意識に自尊感情を保っていましたが、ずっと自分が何者か分からない感覚があったといいます。でも今は自分軸で自分自身の感覚を大事にすることの大切さを実感し、実践するようになりました。まだまだ眠っている本当の自分の声に、これからも耳を傾けようとしています。

娘もとても表情が明るくなり、拒食症に近い症状のほか、引きこもり、自傷行為などの症状は消えていきました。受講前の娘は、Ｔさんに対して不信感をあらわにし、母親であるＴさんに触れられることも拒絶していました。それが今では、笑顔で手をつないだり抱きついたりするのです。Ｔさんは今まで以上に娘が愛おしく、それまで感じたことのない幸せが心の底から溢れていると語ります。

なによりＴさんが本気でアヤコ式メソッドを受講するようになってから、２年以上やむことのなかった娘のリストカットがおさまっているのです。傷痕を隠すこともなく出掛けるようになり、引きこもっていた日々が嘘のようだといいます。娘自身が嫌だと思うことを、はっきりと口に出して言えるようになってきたこともうれしい変化です。

Ｔさんは娘から「お母さんはお母さんの好きなように生きたらええねん、私も私の好きなように生きるから」と言われました。これを聞いたＴさんは、母親が好きな人生を生きてくれたら、自分も好きなように生きられるんや、という娘の本心が聞けたと感じたそうです。そのエピソードを聞いた私は、Ｔさんは娘から最高のギフトを受け取ったのだと思いました。

Tさんはその後、義父母との同居を解消して引っ越したという報告をくれました。自己犠牲をやめ、自分が嫁ぎ先の奴隷になるのをやめ、義父母には言いたいことを言うようになりました。

Tさんは、もしも子どもが苦しさを表さずそのまま育っていたらと思うと、ゾッとすると語ります。そして、娘の完全克服と母親自身が自由に豊かに生きていくために学び続けますと力強く宣言してくれました。また、一人で毎日うつうつと悩んで身動きが取れなくなっている母親に向けて、今やっている方法で解決しないならば私のメソッドに飛び込んでみてほしいというメッセージをくれました。

Tさんのように、子どもを救う方法を探して努力をしても子どもの状態が悪化していったのは、本質から大きくずれたアドバイスを受けていたからです。うまくいかない方法をうまくいく方法だと信じてしまうと、頑張れば頑張るほど子どもの状態は悪化して幸せは遠のきます。かつての私も同じ思いを味わっているだけに、どれだけ苦しみ悩んでこられたのだろうかと思うと、胸が締め付けられました。子どもの心の問題の本質を正しく知らなければ、問題解決のための判断もできず、何をするべきかという基準をもつことができないままむなしく時間だけが過ぎていってしまうのです。

自らの力で食べ物を口にすることができない

Rさんの中学1年生の娘は、小学5年生から過敏性腸症候群が原因で食事ができなくなり、拒食症になっていきました。さらに、毎食後に襲ってくる腹痛と下痢により不登校にもなってしまったのです。受講当時、娘は１５２㎝、体重28㎏というほぼ骨と皮のような状態でした。心臓も小さくなりエコ運転をしている状態で重度の拒食症になる寸前でした。

専門性の高い総合病院や小児心療内科に2年以上通っていても、医師からは「精神的なものだから様子を見ましょう」と言われるだけで、悪化を止めることができませんでした。かかりつけの医師にもこれ以上体重が落ちたら、専門病院で長期入院の治療しかないと言われたそうです。

娘は、腹痛と下痢の恐怖で自ら食べ物を口にすることができなくなっていました。目をつぶる娘の口元に、赤ちゃんが食べるような一口大の小さなおにぎりを無理やりにでも運ぶのが精一杯だったと、Rさんはいいます。

病状は一向に回復せず、中学入学後もまともに学校に行くことができないままでした。娘は、常にイライラするようになり、ものを投げては壊し、揚げ句の果てにはRさんを蹴ったり叩いたりする暴力をふるうようになりました。そういった行動に家族も憔《しょう》悴《すい》していったのです。

娘は寝ているときでさえも、夢なのか現実なのか分からずに急に怒鳴って暴れ出すことがあったため、家族全員が熟睡できる状態ではありませんでした。「つらいことしかなくて生きている意味もない。いつかママを殺してしまうかもしれない、だから死にたい……」と言う娘に、Rさんはただただ絶望し、どうすればよいのか分からない状態でした。

病院に任せていても治るどころか悪化する状態を止められず、Rさんは自分にできることはないかと必死に調べました。いろいろな講座やカウンセリングにも通いました。そんな日々のなかで、自分の娘を拒食症から完全克服させた私の体験や講座をサイト上で見つけ、母親が子どもの拒食症を克服させるという希望と、私のこれまでの実績を見て、自分に何かできることがあるならやりたいとわらにもすがる思いで説明会に参加したのです。説明会で「本気で向き合えば、すべて克服できるから大丈夫」と私が言い切った言葉が決め手となり受講を決心したといいます。

そして講座スタート前の予習動画を見ているだけで、早々に子どもに変化が起こり始めたそうです。箸が持てなくなるほど衰弱していた娘が、自ら箸を持って食べ物を口に運ぶようになり、体重が少しずつ増えていきました。

講座スタートから4カ月目には28kgから35kgまで体重が増え、5カ月後には38kgになり、かかりつけの医師には普通は完治まで最低でも3年かかるところを、こんなに早く回復するなんてあり得ないと言われるほどの変化を遂げたのです。

Rさんは、受講スタート時点から人一倍熱心で素直な方でした。私は受講者に私のメソッドを我流にアレンジすることはこれまでのやり方の延長になり、望んでいる成果がどんどん遠のき逆効果なので絶対やらないでほしいと伝えています。講座では親子で幸せになり拒食症を完全克服に導くメソッドを、より分かりやすく具体的に、最短で達成できるようにするハッピーロードマップというものを作成しています。なぜなら、どんなに頑張ってもまわり道ばかりで、ゴールを間違えた地図を参考にしていたのでは、いつまで経っても目的地にたどり着くことができないからです。

Ｒさんは常に私のメソッドを我流にアレンジしていないか、ハッピーロードマップのとおりになっているかをいつも意識していました。私が伝えたことは即座に取り入れて、愚直に行動を重ね続けたことが、短期間で変化を出せた結果だと思います。

Ｒさんは子どもが病気になってしまったのは、自分の子育てに問題があるのではないか、自分の間違えた子育てが子どもを苦しめる原因なのではないかと自らを責め続けていました。私の講座を受講したことで、まずＲさんがそういった自己否定的な思考を頭から捨て去り、自身の焦りが減り、何が起こっても肯定的な思考で冷静に対処できることが増えていきました。講座を卒業した現在も、私から学んだことを活かして、Ｒさんと娘には良い変化が起こり続けているといいます。

Rさんが変わっていくことで、娘も家族と同じ料理が食べたい、お正月にはお雑煮も食べてみたいと、怖がっていた食材も少しずつ口にできるようになっていきました。ハンバーグが食べたいと、3年ぶりに外食へも行きました。その後も自然と体重は増え続けて1年ぶりに生理も再開し、8カ月が経過した頃には同年代の平均体重である42kgまで体重が戻ったのです。かかりつけの医師から「おしゃれをして雰囲気も変わったね。ほかの患者の子たちの目標になっているよ」と言われるほど娘は変わっていきました。

その後、3年間苦しんだ過敏性腸症候群も克服し、3食ともおいしいと食べられるようになりました。学校にも毎日通えるようになり、1年間食べられなかった給食もお代わりするほど食べられるようになりました。娘の生きづらさの原因になっていた友人関係も相手との距離を考えて、いろいろな友達と遊ぶようになりました。学校へ行くことを楽しんでいるそうです。中学1年の3分の2は通学すらできませんでしたが、部活動にも参加できるようになった娘はRさんにやっと私の人生が始まったと話してくれたそうです。

Rさんの娘は、最終的には合計10kg以上も体重が戻りました。抑えられなかったイラつきも消え、家族に暴力をふるうこともなくなりました。うまくいかないことがあっても、しょうがないと笑って受け流すことができるようになったそうです。

それまで生きているだけで精一杯だった娘が、体力テストのすべての種目でクラス上位に入り、50m走では同学年の女子で1位になりました。完全克服どころか、娘にはどんどんプラスの変化が起きていったのです。1年前には想像もできなかった娘のはつらつとした姿を、うれし涙を流しながらRさんは私に話してくれました。

Rさんが変わり、娘が別人のように明るく前向きになったことで、家族みんなが穏やかな雰囲気になり、平穏な家庭が戻ってきました。なにより、Rさん自身も自分の気持ちに素直になることを許し、自分へのダメ出しや責めていた気持ちが消えて生きやすくなっていったのです。

「母親だから、妻だから、嫁だから、娘だからこうあるべきだ、という思い込みは捨てましょう。子育てでイライラするのは子どもをコントロールしようとしているからだよ」という私の言葉に、頭を殴られたような衝撃を受けたそうです。いろいろなセミナーや講座で拒食症のことを学んでも、子どもが拒食症を克服できないばかりか悪化の一途だったのは心が伴わない小手先の方法だったからだと分かったそうです。受講中、体重が順調に増加している一方で、娘の不安と怒りの感情が激しくなった時期がありました。そんなときも「すべて出させてあげなさい。なんでも聞いて受け止めて」という私のアドバイスを信じて、心を折らずに向き合い続けられました。

Rさんは私のメソッド以外の講座でも、子どもに対する接し方を教わっていました。しかし、子どもの心の病気の根源は母親の否定的な思考の癖にあるという気づきを与えてくれたのは私の講座だけだったそうです。ほかにも、常識や周りの目を気にして正解を言おうとしなくていい、親だからと格好つけたことを言わなくてもいい、周りに合わせて正解を求めなくてもいい、自分だけの答えが見つかるようにたくさんの気づきを与えるという点がほかの講座と私の講座の大きな違いだったそうです。

Rさんは、もし私の講座を受けていなかったら、今も子どもの過敏性腸症候群、拒食症、不登校、暴力に苦しんでいたといいます。なんとしても子どもを助けるという母親としての思いに駆られて私のサイトを見つけ、行動を起こしたことで一気に道が開けていったのです。

サクランボ大のおにぎりを食べるのがやっとだった息子

二人の子どもを育てるMさんは、中学二年生の息子の不登校と拒食症寸前の状態に悩んでいました。中学一年生の秋頃から部活動の人間関係により学校へ行き渋るようになった息子は、中学二年生になり朝起きると身体が動かせないほどカチコチになって学校へ行けなくなりました。さらに身長が１８０㎝近くもあるのに、一日にサクランボ大のおにぎり一つを食べるのがやっとという拒食症寸前に陥ったのです。生命の危機すら感じる痩せ細った身体の息子を小児科に連れていくと、自律神経と副交感神経がきちんと機能していないことが分かりました。

医師は彼の脳を車のエンジンにたとえて、24時間常にアクセル全開で夜になっても眠ることができず、いつ身体のどこかが壊れてもおかしくない状態だと言いました。この診断結果を受け、それまでできる限り登校させようと頑張ってきたMさんでしたが、夫とも話し合ってしばらく学校を休ませることにしたのです。そう決断したものの、Mさんは息子に何をしてあげればいいのか分かりませんでした。そもそも自身も生きづらさを感じていたMさんは、勉強熱心な性格もあり、人生を良くするための本や講座などでさまざまな知識を得ていました。それでも息子には為す術がないままネットで情報を収集していたとき、私の講座を紹介する動画に出合い、オンライン講座の説明会に参加したのです。

　説明会でMさんは明らかにこれまで学んできたものとは違う何かを直感したといいます。これまでは、子どもの問題をパターン化して表面的には子どもに寄り添っているかのような問題解決法を教えるものばかりだったそうです。でも、人の心は非常に複雑でそんなにマニュアルどおりにシンプルに問題解決できるものではないという疑問を抱え続けていました。そのMさんの疑問に対して説明会の時点で、子どもの問題は表面的ではなく深層的な奥の奥に対応することで解決できると言い切る私のメソッドの本質がピンと来たと語ります。

オンライン講座では、実績により何を質問しても秒で答える引き出しの多さ、受講生に対する関わりや声掛けに愛を感じ感動したといいます。頭では分かっているつもりでいたけれど地に足をつけてそれまで得た知識が実践できていないことを痛感したそうです。受講回数を重ねるうちに、確実にMさんを取り巻く状況がすごいスピードで変化変容していきました。

言いたいことを飲み込んで怒りを抑えようとすればするほど大爆発することが悩みだったMさんですが、受講し始めた頃は、怒りのあまり倒したイスで壁に穴を開けるほど言い知れぬ怒りを抑えきれない自分を責めて苦しんでいました。そのときは、受験生の娘の横で怒りを爆発させた罪悪感と自分への嫌悪感に失望したそうです。でも、講座で怒りの原理を学び、そこに意識を向けて取り組むことで、もう二度と怒りの大爆発を起こすことがないと今は確信しているそうです。そのうちに自身の母親をはじめ、人を許せない気持ちや後悔ばかりするネガティブな感情にとらわれていたことに気づき、それらを手放しました。過去に縛られない、不安のない未来が描けるようになり、毎日が楽に生きられるようになると、Ｍさんは、学校に行かない理由を息子に執拗に問いただすこともなくなったのです。

息子の様子も変わっていき、何を聞いても答えてくれなかったのに自ら気持ちを話してくれるようになりました。彼は家族から気をつかわれていることや対等に扱われていなかったことが嫌だったのです。そして「ママは自分の好きなことに時間を使えばいい」とＭさんにアドバイスをしたのです。彼からのアドバイスにＭさんは、自分なりに好きなことをして、頑張って生きているフリをしていたことを見抜かれた、とたいへん驚いたそうです。

今では自ら学校に行くようになり、苦戦していた給食も食べられるようになりました。オンライン講座の終了後にＭさんは、ほかのカウンセラーは概念や抽象論、一般論の対応法しか教えてくれなかったけれど、私のメソッドは感情というすべての問題の基礎となる部分の対応法から具体的に分かりやすく教えてくれた、だから変化を起こせたと話してくれました。そして、子どもの問題が原因で受講を決める人が多いだろうけれども、子どもが変わることはもちろん、自分の人生が楽しくなって最終的には親子でハッピーに生きていける明るい未来が待っていることを多くの人にも体験してほしいと願ってくれています。

オンラインでも有効なアヤコ式メソッド

南米ペルーに在住の専業主婦のNさんは、過食嘔吐に苦しむ娘のために現地のカウンセリングを受けさせたり病院に連れて行ったり、ネットで検索して勉強したりするなどしていたにもかかわらず改善させることができませんでした。そして、娘はペルーの摂食障害を治療するリハビリ施設に入所することになり、一年後に家に戻ってきました。リハビリにより一時は治ったかのように見えた娘でしたが、過食嘔吐を再び発症したのです。

あと一歩のところで、うまくいかない娘の摂食障害に関する情報を書籍やネットで収集していたNさんは、私が娘の拒食症を完全克服したことを書いたブログにたどり着きました。それまでピンと来る情報に出合えなかったなか、摂食障害に苦しむ子どもの本質を突くような内容がつづられたブログを読み進めるうちに、もっと詳しくその方法を知りたいと思うようになったそうです。そして、このやり方を学び実践すれば娘の摂食障害は絶対に克服できると、遠く離れたペルーの地から私のオンライン講座の説明会に申し込みました。

受講生には、資料や予習動画のデータなどをメールで送っています。Ｎさんはそれを見て予習していただけなのに、なんと講座申し込みをした２日後から娘に変化が表れたというのです。これは私の受講生にはよくある話で、なんとしても子どもを救おうと本気の覚悟をもって講座の申し込みをした母親はそこから変化をしていき、子どもにも変化が表れ始めるのです。思いが未来を創る！そういう脳の状態になっているからです。

過去のＮさんは過食嘔吐を繰り返す娘を信頼することができなくなり、娘にひどい言葉を掛けていたこともあったそうです。親子関係が破綻して会話がなくなり、心を閉ざした娘からは表情が消えていました。そんな娘の顔が柔らかくなり、たった２日で娘から挨拶をしてきたのです。あまりに早く訪れた娘の変化に驚くと同時に、その状態を講座開始までキープできるように、資料を読み込み、受講生の声が掲載されたサイトも読み尽くしたそうです。

Nさんは、これまで医師やカウンセラーから「抱きしめなさい」「愛の言葉を伝えなさい」と言われ、実践していましたが一向に娘が回復することはありませんでした。心が伴わない小手先だけの行動や言葉でその場を取り繕っても、子どもの心に届くはずがありません。子どもの拒食症で悩む多くの母親は、小手先の関わりでうまくいかないこと、むしろ余計に関係が悪化していくことを、体験を通してすでに知っているのです。だからこそ、小手先の言葉や関わり方ではない、拒食症を「真」に克服できる言葉の掛け方や関わり方を喉から手が出るほど欲しているのです。過去の私がそうだったように。私は、Nさんに自分の本当の想いを伝える方法を伝授しました。

Nさんはこれまで娘に自分の本心を言ったことがなかったことに気づかされたといいます。娘どころか、誰に対しても自分の気持ちを無視して、嫌なことや怖いこと、悲しいことがあっても心にふたをして生きていたのです。それに気づかされて、頭がパカーンと割れてその中にあった自分の本当の気持ちが飛び出していったような感覚になったそうです。

講座では、自らの脳内改革をどんどん進めていき、自分の心の声を言葉に出すように意識し始めると、娘は笑顔で食べ物がおいしいと言うまでに変わっていきました。「日本で暮らしてみたい」という夢を語り始めたと思ったら、格安航空券を買ってきて5回もの乗り換えを経て、日本の祖父母のもとへ旅立っていったのです。

自分に自信がなく、ダメ人間だとばかり言っていた娘の自己肯定感が上がり、自分を信じられるようになりました。夢をもち、異国までのルートを考え、飛行機の乗り換えを楽しみ、元気いっぱいに、自己肯定感を爆上げして日本の祖父母のもとにたどり着きました。そして「日本のスーパーで食べ物を買って食べたい」と言い出し、日本の食事や生活を楽しんでいるというのです。ほんの数カ月前まで自分を責めながら暗い表情で過食嘔吐を繰り返していたとは思えないほどの回復ぶりです。今はバイト先も見つけ、チャレンジしたかったスケートボードにトライ中です。親子関係が冷え切っていたときには想像もできなかった親子の会話を、テレビ電話で1時間以上も楽しんでいます。

Nさんは、講座の受講により心が解放されて、知らないうちに人生のすべてが良くなったと笑います。少し前までは娘と家族にとって地獄のような日々だったにもかかわらず、ずっと前からいつも笑顔で幸せな人生を歩んでいたような感じがするそうです。それこそがアヤコ式メソッドの真髄です。幸せ思考を母親が潜在意識レベルで使えるようになれば、母親の鏡である子どもが二度と摂食障害に悩まされることはありません。娘の過食嘔吐によりギスギスしていた家族関係はすっかり修復され、夫は穏やかになり、もう一人の娘も明るさを取り戻して家族の平和が戻ってきました。

私の講座では、最初に「こうなったらうれしい未来」について書いてもらいます。Nさんはたった4カ月で無意識のうちに、そのときに書いたすべてが叶っていました。それは、自分の覚悟が世界をつくり、未来を変えるという私からのメッセージをスローガンに行動を継続したNさんの結果なのです。

Nさんは受講後のアンケートに「アヤコ式メソッドを生み出してくれて本当にありがとうございます」と書いてくれました。このメッセージは拒食症克服専門カウンセラーとして活動し続けている私の大きな励みになっています。

私は、２０１０年当初から母親向けの、電話によるカウンセリングだけで多数の拒食症克服実績を出してきましたが、オンラインで講座も行うようになって海の向こうに住む母親からの相談を受けることも急増しました。アヤコ式メソッドは、世界中どこにいても学ぶことができます。オンラインでつながる時代に、異国の地で孤独に悩み苦しむ母親にもこのメソッドが幸せな人生を取り戻す一助になると確信しています。

姉弟で心の病を発症

理学療法士のSさんは、大学3年生の娘が拒食症、高校3年生の息子が引きこもりと不登校、強迫性障害という姉弟の対応に心をすり減らしていました。娘は大学2年生の頃にダイエットを始め、その1年後から、口に含んだ食べ物を咀嚼しても飲み込まずに吐き出すチューイングという行為をしていることに気がついたそうです。

息子は、高校2年生の頃から部屋に引きこもるようになり、部屋の中では電気もつけずにそこでボーっと立ち尽くしていたり、ベッドで指をくわえて震えていたりする状態でした。息子の状態はどんどん悪化していき、部屋の目の前にあるトイレに行くまでに1時間もかかったり、お風呂に入ってもシャワーをただ流しているだけで自分の身体に触れることはなかったそうです。姉弟ともに、明らかに心に問題を抱えているのが分かっても、母親として子どもたちに何をしてあげればいいのか分からずにSさんは悩んでいました。

子どもたちの問題で深い闇のどん底にいたSさんは、オンライン上で私の講座を紹介する動画を目にして、その内容に引き込まれ講座の説明会に参加しました。

説明会で自身と娘の体験を基に、これまで誰も教えてくれなかった子どもの心の問題への根本的な原因と具体的な解決方法を話す私の姿に「この講座は本物だ」とその場で受講を即決したのです。

子どものことで思い悩む深い闇から一刻も早く這い上がりたくて、Sさんは私の講座に出合うまでにもさまざまな支援や講座を受けていました。でも、一つとして子どもたちとSさんを深い闇から救い出すことはできなかったのです。だからこそ、説明会で明確な解決方法を提示する私の話を聞き、もっと早く出合いたかったと強く思ったことを振り返ります。あのとき講座の受講を即決した自分を褒めたいと笑います。

Ｓさんにもつらい過去がありました。ご自身も高校生のときに拒食症と過食嘔吐を経験し、その後は対人恐怖症に悩まされ、常にギリギリの状態で生きていました。生きる意味を見いだせず、生きることがこんなに苦しいのであればいつ死んでもいい、早く人生が終わればいいと、生きることにまったく執着がありませんでした。そんな自分のことが大嫌いで、生まれてきた子どもたちに対しても「こんな私が産んでしまってごめんなさい」という気持ちで接し続けてきました。

講座では子どもたちへの表面的な接し方ではなく、心の奥に潜む問題の本質的な部分へアプローチをしていくというメソッドを身につけました。そのため我流に転じたり、誰かに依存したりするなどの心の迷いはなくなりました。そして、必ず子どもたちの心の病気を完全克服できると確信したのです。

Ｓさんは講座を受講したことで生まれて初めて自分を大切に思えるようになり、それまで大嫌いだった自分のことが大好きになりました。定年まであと何年と指折り数え、早く人生が終わらないかと絶望していた未来に、新たな夢も見つけたそうです。子どもたちの心の病を完全に克服できたら、その新しい夢を必ず叶えると目を輝かせます。

　Ｓさんの変化に子どもたちはすぐに反応を見せました。娘のチューイングはほとんどなくなり、大学の勉強に加えてＴＯＥＩＣの勉強にも励み、アルバイトにも精を出しているそうです。息子も引きこもりを解消し、どんどん外出できるようになりました。友達と遊んだり一人で映画を観たり、電車に乗って街をぶらぶらしたり夜景を見に行ったり、ランニングしたり、区のスポーツセンターに行って、自分から声を掛けて一緒にバスケットボールをしたりしています。

　数カ月前までは、自分の飲み物に誰かが毒を入れているという妄想もありご飯を食べる前にぶつぶつ呪文を唱えていたのに今は「いただきまーす」とすぐに食べる。自分の言いたいことを言えず口の中でもごもごしていたのに、しっかりと伝えられるようになったなど次々と変化を起こしています。通信制の高校に編入すると必要な単位も無事に取得し、友達との修学旅行も満喫し「大学に行きたい」と行動を開始しています。

　Ｓさんはそれまでのつらい経験は、子どもたちから私たちの今後の人生を楽しく生きていくために与えられたギフトだったと思えるまでに変わっていきました。

同じように苦しい人生を送っている人たちに向けて、迷っている時間がもったいない、早く私のメソッドに出合い一刻も早く幸せをつかんでほしいと、まだ私のメソッドを知らない母親たちへのメッセージも届けてくれました。

姉弟で心の病を患ったSさんの話をしましたが、カウンセリングでもきょうだいがいる場合の対応について相談をよく受けます。

きょうだいで同時に拒食症を患っていることもありますが、相談を受けた時点ではきょうだいのうちの一人だけが拒食症になり、ほかの子どもは元気というケースがほとんどです。ただ、それはあくまで相談を受けた時点での話です。

例えば、姉が拒食症を発症してしばらくすると、妹にもなにかしらの症状が表れることが多々あります。母親にとっては、たいへんつらい状況かもしれませんが実はこのほうがまだ救いがあります。

いちばん危険なのは、姉が拒食症を発症しているにもかかわらず、妹がやたらと元気にしている状況です。なぜなら、妹は無意識に母親を気遣い元気な姿を演じている可能性が高いからです。姉の拒食症がひどくなり命に関わるほどガリガリに痩せてしまったら、母親の意識はどうしてもそちらに向くので妹のことは置き去りになりがちです。その時点で姉のために私の講座を受けて、姉の拒食症を克服させたとしても、すぐであったり、数年後であったりと時期にバラツキがあれど、今度は妹が姉よりもひどい状態になり苦しみ始めることがとても多いのです。きょうだいに関する相談をしてきた母親の9割が、再びきょうだいの対応に悩まされているのです。

あなたは元気なのだから我慢しなさいとか、あなたは大丈夫だといった言葉を、拒食症を発症していない子に掛けてはいけないのです。心は目には見えず、その子が心のなかで泣いていても我慢し続けていても気づくことができません。でも、そんな子どもの心に背を向けてしまうと、親からもらいたくてもらえなかった未完了となっている愛を感じたくて、我慢していた子どものほうが深刻な状況になってしまうのです。

この心の仕組みを知った私は、きょうだいがいる場合は拒食症になった子どもの対応がどんなに大変でも、必ずほかの子どもへの関わりを軽視せず、たとえ短時間でも深い関わりをもつことの重要性を伝えています。

拒食症ではない子どもが抑え込んでいる悲しみや潜在的な不安を少しでも見せるようなことがあれば、見逃すことなくきちんと受け止めてあげてください。拒食症になっていない子どもも、拒食症になっている子どもと同じように母親の愛を欲しています。

この事実をしっかり理解して、子どもたちの問題と向き合うことを決意した母親は拒食症にならなかった子どもに問題が表れても、拒食症を克服させた子どものときと同じように乗り越えていくことができます。

きょうだいがいる場合、目の前で苦しむ拒食症の子どもを克服させたら終わりではなく、それ以外の子どもとも向き合い続けることが必要になります。

3年にわたる拒食症を
わずか2カ月で克服した母娘

最後に紹介する事例は、３年にわたる拒食症と過食症をわずか２カ月で完全克服に導いた母娘のエピソードです。Ｏさんの娘は中学１年生のときに、拒食症の前兆が見られるようになりました。当時、拒食症の症状が約半年続いて、その後入院して無理に食べなければならなかったことをきっかけに過食嘔吐となり、過食嘔吐も２年半ほど続き、３年間、摂食障害で苦しんでいたのです。

拒食症は病院でしか治すことができないという勘違いを抱えていたＯさんは、迷わず病院に娘を連れていきました。１度目の入院では、「体重を戻さないと退院できない」という気持ちから娘は必死に食べて体重を戻し、退院しました。しかし、拒食症の根本原因である心の問題にはいっさいアプローチできていないため、再び悪化するのは時間の問題でした。

退院して間もなく、今度は過食嘔吐の症状が出るようになり、２度目の入院を余儀なくされました。このときはＯさんのなかで娘を退院させることが目標になってしまっていて、１度目と同じように「まずは食べて体重を戻す」という意識ばかりが先行し、心の問題をなんら解決していないまま退院してきたのです。

それまでは病院の治療方針を疑うことがなかったOさんですが、一向に状態が良くならない娘の姿を見て日に日に不安が大きくなっていきました。病院のカウンセリングでは「とにかくまずは体重を戻すことが先決。拒食症の人は自己肯定感が低い。だから何か打ち込めるものが見つかればいいね」というまるで他人事のようなことを言われるばかりでした。しかし娘の心は、痩せたままでいるために食べるのを拒みたい自分と、1回目の入院によって食べるスイッチが入ってしまった自分が混在しており、その葛藤から苦しみは増すばかりで、いつしか「生きていたくない。死にたい」が口癖になっていったのです。「苦しい、死にたい」と訴え続ける、なんとかしなければという一心でインターネットなどを駆使し、アヤコ式メソッドの存在を知り説明会に申し込みました。

実は同じタイミングで、病院からは連日のように3度目の入院を勧められていました。娘の体重はみるみる減っていて、このままだと命が危ないと言われていたのです。しかし、アヤコ式メソッドを見つけたOさんは「入院はしないほうが良い」と考えていました。

そのうえで医師に向かって「先生はこの治療方法でどれだけの人を治していますか」

と直球で質問しました。すると医師は「50%」と答え、娘の前で「この病気は３年を超すと慢性化する」と告げたのです。娘が病気を発症してからすでにまもなく３年が経とうとしていました。娘はその言葉を聞いて「じゃあ私は、もう治らないね」と自虐的にこぼしたそうです。Ｏさんは、娘の前で希望を奪う発言をする医師が許せなく、絶対に入院させないという決意を固めました。

　そのような経緯があって参加した私の説明会で、Ｏさんはそれまでの常識を根底から覆されたといいます。拒食症は病気なのだから、専門の病院で治療を受けるしか治らないと思い込んでいたＯさんに対して「病院では治せない」「私の方法なら１００％治る」と断言するアヤコ式メソッドに衝撃を受けたのです。

　説明会に参加したのは、娘が２度目の退院をしてから半年が経過したタイミングでした。日々娘の状態は悪化するばかりで、「苦しい。死にたい」と繰り返す娘の言葉を聞き続け「自分が見ていないと死んでしまうかもしれない」と不安で仕方なかったＯさんでしたが、説明会や、ＹｏｕＴｕｂｅで私の話を聞くなかで、「これなら本当に治るかもしれない」という気持ちに変化していたといいます。

そして私のメソッドどおりに、Oさんは娘の心が自然体で過食嘔吐を手放す言葉を掛けていました。するとある日、「私、死にたくない。楽しいことをしたい」と娘が突然口にしたのです。実はこのときすでに娘自身は「絶対に治る」というマインドになっていたのですが、Oさん自身もその言葉を聞いて「これなら絶対に治る」と確信し、それまでは口うるさく食べなさいなどと注意していたのをいっさいやめました。

　すると娘の状態も日に日に見違えるほど回復していき、「お母さんと話すのが楽しくなってきた」「毎日が幸せ」などという言葉を発するようになっていったのです。私の講座を受けてから、わずか2カ月しか経っていないなかでの劇的な変化でした。

　Oさんが娘の変化を特に感じたのは、1回目の個別カウンセリングが終わったあとでした。それまで過食嘔吐が続いていた娘が、「吐かなくても平気になった。自分の身体がおかしいのかな」と言い出したといいます。もちろんこれはいい意味の〝変調〟であり、Oさん自身が変わったことの波動が娘にも伝播していった証拠なのです。

　その後、娘が過食嘔吐することは完全になくなりました。Oさんの娘本人に話を聞くと、アヤコ式メソッドを受講するようになってからOさんの言動が一変したといいます。「私は私だから」がOさんの口癖になり、いつも楽しそうな様子になったそうです。子どもは母親の鏡であり、母親が自分を愛する術を身に付け、自分軸に変わったことで娘も変わっていったのです。

母親自身が「すごく楽になる」ことが大事

アヤコ式メソッドを通じて、Oさんはこれまでの自分の生き方が無意識的に他人に遠慮していて、自分の心の声をことごとく無視してきたのだと気づきました。相手が不快にならないように、トラブルにならないようにと一度も自分の意見を相手にぶつけたことがなかったOさんでしたが、それが間違いであることを心の底から実感したのです。

本当の私は何を欲しているのか、どうしたいのか今までまったく意識を向けたことがなかった自分の心の声に、徹底的に意識を向けたのです。今では、娘から「お母さんはその選択で本当に幸せなの？」と質問されることもあるといいます。このやりとりこそ、母娘それぞれが幸せ思考を追求し、自分の人生を自由に楽に自分らしく生きている証です。

Oさんは、もしアヤコ式メソッドと出合えなかったら、「3年で治らないと慢性化する」と言った医師の言葉をうのみにして、「治るのは難しいかもしれないけど、いつか治ればいいよね」などと、自分の心をごまかし、娘と話しながら、偽りの笑顔を浮かべてただ生きている状態だったと言います。世の中の母親は当然、子どもがいちばんかわいくて大事です。ただ一方でOさんのように、自分のことをないがしろにして、子どもを含めた他人軸が基準になってしまっている人は少なくありません。

母親自身の幸せを追求し、そして子どもが自然と拒食症を手放すことを実現するのがアヤコ式メソッドです。Oさんがわずか2カ月で娘を完全克服に導けたのは、Oさん自身が自分の思考パターンを徹底的に見つめ直し、自分の心の声に耳を傾け、その声を受け取り、使う言葉と思考を変換し続けたからにほかなりません。

Oさんの娘は、アヤコ式メソッドと病院の違いは「心」だと明言していました。母親が別人のように楽しそうになり、家族まで幸せになって「こんなことがあるんだ！」と驚いたそうです。「病院は体重測定と血液検査ばかりです。でもアヤコ式メソッドは自分のしたいこと、楽しいこと、心から幸せと感じること、これらを「選ぶ」ことを追求していて、心がルンルンになります。今は本当にやりたいことが次々と溢れてくる、時間が足りないです！」と、満面の笑顔で、私に語ってくれました。

ここで紹介した母親と子どもは、決して特別な人たちではありません。子どものことを大切に思う母親と、アヤコ式メソッドで脳内改革を行った母親の力によって拒食症を克服した子どものほんの一例に過ぎません。

ただ事例として取りあげた母親たちは、皆本気で私のメソッドに取り組んだからこそ、結果を出しているのです。

第5章

拒食症は子どもからのメッセージ母親の笑顔が増えれば症状は自然と消えていく

拒食症を克服した子どもたちから見えてきたもの

私は娘が拒食症を完全克服したのち、同じような苦しみをもつ方の力になれればとの思いで子どもの拒食症に苦しむ母親に対して、初めの数年間は個別でカウンセリングを行っていました。ちょうどその頃の話になりますが、大学進学を機に一人暮らしを始めた娘の家に遊びに行ったとき、とあるコーヒーショップで一緒にお茶を飲んでいると、娘からカウンセリングの仕事について質問されたことがありました。

そこで、これからカウンセリングを受けるかどうかを迷っている母親へのアプローチに悩んでいることを伝えると、娘の中から湧き出るものをサラサラとメモ帳につづって私に手渡したのです。メモ帳に書かれたメッセージには、私が力になりたいと思っている母親に伝えたいメッセージが凝縮されていました。それを娘が数分もかからずに書き出したことに驚くとともに、こんなに愛の溢れる温かなメッセージを発信する娘はもう二度と拒食症に苦しむことはないと改めて確信することができました。

そのメモ帳に書かれていたメッセージは私の宝物になりました。時折、受講生である母親に見せることがあるのですが、ストレートに胸に響くメッセージに感動して涙を流す人もいるほどです。親バカかもしれませんが、私も娘のメッセージを読むたびに胸がいっぱいになり目頭が熱くなります。

娘がメモに書いたメッセージ

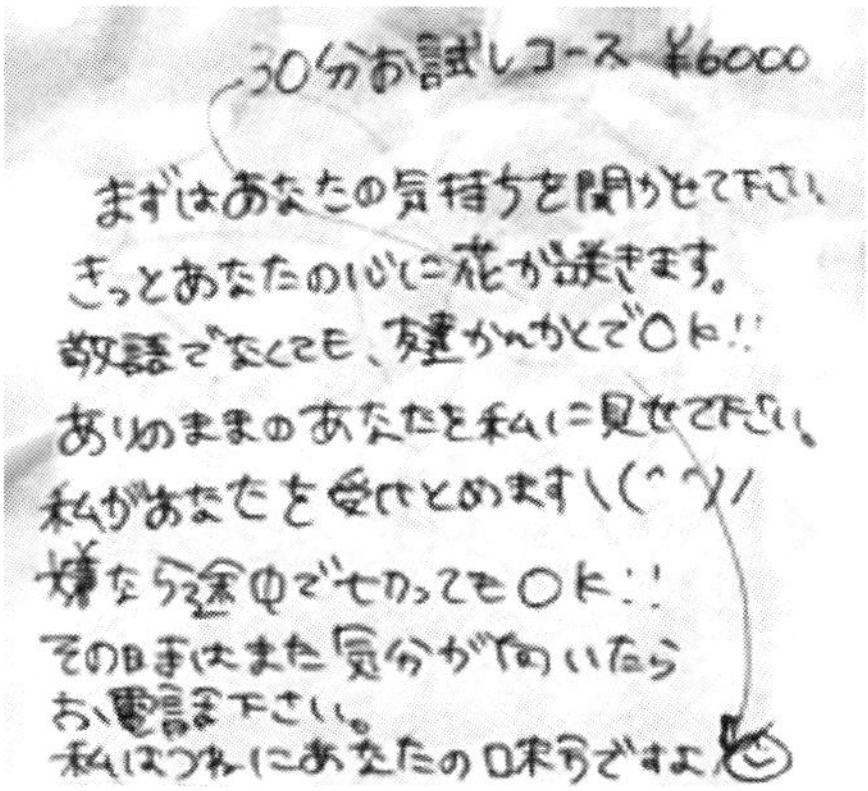

メモ帳にメッセージをくれたのは、まだ娘が拒食症を克服して間もない頃でした。しかし、私が脳内改革により脳内のデータを否定的な思考から肯定的な思考に書き換え、娘に掛ける言葉が変わり、娘の自己肯定感が高まり自分を大切にしているからこそ、娘の中から湧き出るように出てきたメッセージだったと、今なら分かります。

私の拒食症克服メソッドは母親が対象です。そのため、拒食症の子どもと直接お話をする機会はなかなかありません。ただ、母親から間接的に拒食症を克服した子どもの声も私のところにたくさん届きます。私は講座を受講して子どもの拒食症を克服した母親たちにいくつかの質問をするアンケートを実施しています。

そこでは子どもの変化について聞いているのですが子どもたちは命に危険が及ぶほど食べることを拒んでいたのに、「おいしい」と言いながら食事を楽しむようになった、「楽しい、楽しい」と毎日を自分らしくいきいきと生きている、などといった回答をほとんどの方がしているのです。野菜炒めの水分を油だと思い込み、油が浮いているから太る、とティッシュで拭いていた娘のような状態だった子どもや、水すら拒否するようになり、生きるか死ぬかの瀬戸際をさまよい続けていた子ども、「死にたい、殺して」とビルの屋上から大声で叫んでいた子ども、「あまりにも苦しくてママを殺してしまうかもしれないから先に私が死にたい」と言っていた子どもたちが母親の思考の癖と言葉の使い方を変えただけで、奇跡のような変化を遂げるのです。

拒食症だった子どもが食事を楽しめるようになると、家族がそろって食事を取る機会が増えます。すると、家族がまとまり、みんなが安心感で満たされ、家族のなかで笑顔の輪が広がっていきます。家族での会話が増えたなど家族関係が良くなったというたくさんの声が私のもとに届いています。

なぜなら、自発的に楽しく食事をするだけでも奇跡が起きているのに、拒食症を患っていたときは「自分が存在している意味が分からない」「死にたい」と絶望的な自己否定をする言葉しか発しなかった子どもが、目の前の小さな出来事、日々の些細な出来事などにも喜びを見いだし、いきいきと前向きな言葉を発して人生を楽しんでいるからです。そういった奇跡や夢のような変化を母親たちは幸せ溢れる言葉で私に伝えてくれるのです。

しかし、アンケートに書かれている子どもたちの変化はすべて奇跡でも夢でもなく、母親が脳内改革に本気で取り組んで思考が肯定的になり、自身を大切にする術を知り、自身が魂に沿って真に自由に豊かに、自分らしく笑顔溢れた人生を歩むことができた結果によるものなのです。

受講生である母親が真に幸せに生きることができれば、それが子どもにも伝わり良い化学反応を起こし、幸せの世代間連鎖が生まれていきます。そういった状態になれば、もう二度と子どもが拒食症を再発することもありません。再発どころか、子どもの子ども、そのまた子どもまで未来永劫に母親を通じて幸せが連鎖していくのです。

拒食症を完全克服した母親と子どもの今

本気で私のメソッドに取り組んだ母親は、完全に否定的な思考から肯定的な思考の脳内改革が完了しています。子どもが拒食症を完全克服するまでやり切るという覚悟を決めて取り組む母親ほど、自分の脳内改革をするという一択から選択がブレることがないため成果が早いのです。成果を早く出す母親には、次のような特徴が見られます。

まず、向き合うべきは自分の脳内データであり、子どもや周りを変えるのではないことを正しく理解しています。そして、私のメソッドに対して疑念をいっさい抱かず、圧倒的な素直さでメソッドに取り組みます。我流にアレンジをしたり、あれこれ学んで自

◆自己実現ピラミッド

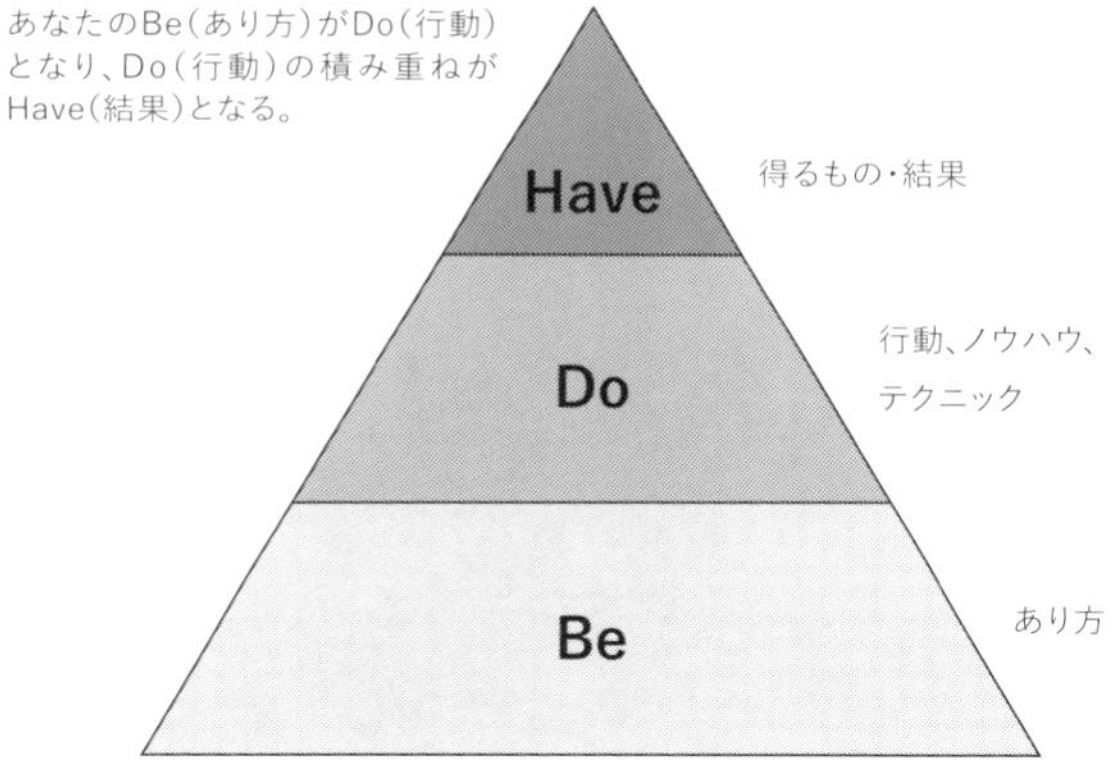

著者作成

分から道を外し彷徨ったりすることがありません。あちこちからいろんな情報を取り込み過ぎて自分で自分を迷子にすることもありません。

私から耳が痛いような指摘を受けても素直にすべてを受け取り、すぐに新しい思考に変えて行動を起こします。課題に対しても、すばやく行動、決断をして、次のステップに進んでいきます。子どもを自分の鏡として観察し、自身の脳内データのどこを変えればいいのかをライフワークのように探求し続けます。この繰り返しによって無意識のうちに、私が講座で伝えている自己実現のピラミッドを自身の中に取り込んで、達成していくのです。

このハッピーサイクルを習慣化してしまえば、脳内改革が楽しくて仕方ない、という状態になります。なぜなら子どもの拒食症を完全克服させるためにスタートした自分の脳内改革で、いの一番に自分自身がさまざまな思い込みや呪縛から解放され、真の幸せを感じるようになるからです。そして、脳内データの書き換えによってどのようにすれば自分を自分の手で幸せにしてあげることができるのかを実感できるようになるからです。

この状態になると、「楽しい」「ワクワクする」「自分のことが大好き」といった自分を肯定する言葉が口癖になり、拒食症だった子ども以外にも周りに幸せでプラスの波動を発信するようになっていきます。さらに、自分の気持ちや意見を押し殺して飲み込むことがなくなるため、自分の考えをしっかりもち、それを自然体で人にきちんと伝えられるようになります。それまでの人の目や他人の意見、価値観に左右された生き方から解放されて、自らの人生を自分らしく生きるようになっていきます。

◆ メラビアンの法則

非言語コミュニケーション
が相手に与えている影響
は93%

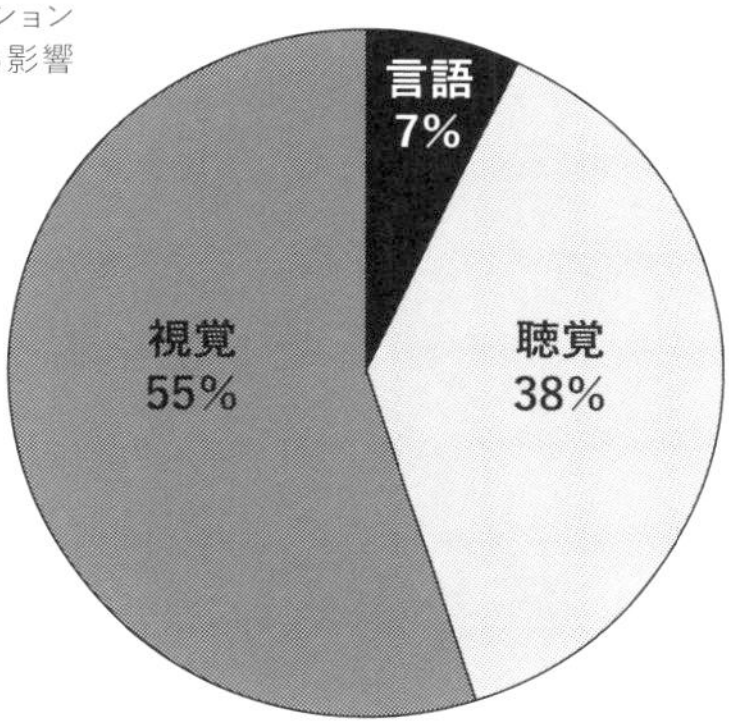

著者作成

子どもは親が無自覚に発信しているすべての感情や言動を受け取っています。特に拒食症の子どもは母親が自覚できないほど心の奥から発している言葉にならない波動を受信しようと神経を常に尖らせているのです。

コミュニケーションとは、言葉によるものだけではありません。アメリカの心理学者アルバート・メラビアンによるメラビアンの法則では、話したことなどの言語情報は7％だけで、非言語にあたる、話し方、話すスピード、声のトーンなどの聴覚情報が38％で、表情、雰囲気、態度、しぐさなどの視覚情報が55％も影響力があり、そのすべてをもって人はコミュニケーションを取っているといわれています。

言語以外の非言語として無意識のうちに醸し出している空気感で、発した言葉を生かしも殺しもします。なぜなら非言語は本心を語っているからです。口から発する言葉とそれ以外の非言語によるコミュニケーションが一致して、初めて相手の心に影響を与えるのです。これこそが真のコミュニケーションであり、どんなに固く閉ざされた心でさえも自然に扉が開いていく、心と心で対話する私のメソッドの真髄なのです。

自分のことを心の底から愛おしいと思ってくれているかどうかは非言語によるコミュニケーションで子どもにしっかりと伝わっていきます。また、コミュニケーションにはこのような非言語という言語以外の要素が93%もあるため、心が伴わないニセモノの言葉を子どもに掛けたとしても子どもはすぐに気がつきます。

母親が小手先だけの対応をしていると、拒食症を治すための一時的な変化で母親の根本的な部分は変わっていないことを見抜き、子どもは拒食症を継続させるか再発させます。ただ単に子どもの拒食症を克服させるため、というよりも母親自身が真に幸せに生きるために、自分の脳内改革を完了させ、幸せ思考でまず自分が自分を心から愛するようになると、鏡である子どもも、自分で自分を愛するようになります。

この自家発電的エネルギーこそが重要です。母親も子どもも、自分が自分の想いや価値を認め、自分が自分を肯定し、尊重し、自分で自分を幸せにし続ける習慣を身につければ、自分の内側から愛と喜びのエネルギーが溢れ出るようになります。そうすれば、他人に依存する生き方や周りの目を気にして自分を削る生き方はしなくなります。良い母、良い嫁、良い妻、良い娘、良い職業人など、周りに認められるために偽りの自分になることや役割を背負って自分を削らなくても、自分で自分の自己肯定感や自尊感情を上げられるようになるからです。

子どもが拒食症を克服するということは、母親がそれまで気づくことができなかった抑圧された感情や生きづらさに気づき、それを手放して、これまでとは真逆の生き方にシフトチェンジするということです。子どもは自らが拒食症になることで、母親が自分の心の奥に押しこめてきた生きづらさに気づかせ、それまでのつらかった人生から解放させようとしているのです。

そのため母親がその生きづらさを完全に手放すまで子どもは拒食症を完全に手放すこ

とはありません。以前、ある受講生の拒食症の娘が「私はママが心の底から幸せな生き方に変わり切るまで拒食症は手放さない。私はママがそうなるまで待っている。だから早くアヤコ先生の教えを実践して変わってね」と言いました。５年間拒食症で入退院を繰り返し、最後は病院のベッドでベルトを持ち出し首をつって死んでやる、と叫んでいた娘のこの言葉で、母親は私のメソッドに本気で取り組み始めたのです。その結果、母親の脳内改革は飛躍的に成果を出し、娘は拒食症を手放しました。そして、２年間行くことができなかった高校に行き始め、希望する大学に見事合格するなど、目覚ましい変化を遂げました。

子どもが拒食症を手放したからといって、私のメソッドは終わりではありません。どんなときも母親と子どもが楽しく幸せな人生を歩んでいくために、母親が今できることはなんだろうと自問自答して幸せになるための脳内改革を積み上げていく意識が必要になります。

どういうことかというと、子どもの拒食症の克服は真のゴールではなく、一つの通過

◆アヤコ式メソッドの3つのステップ

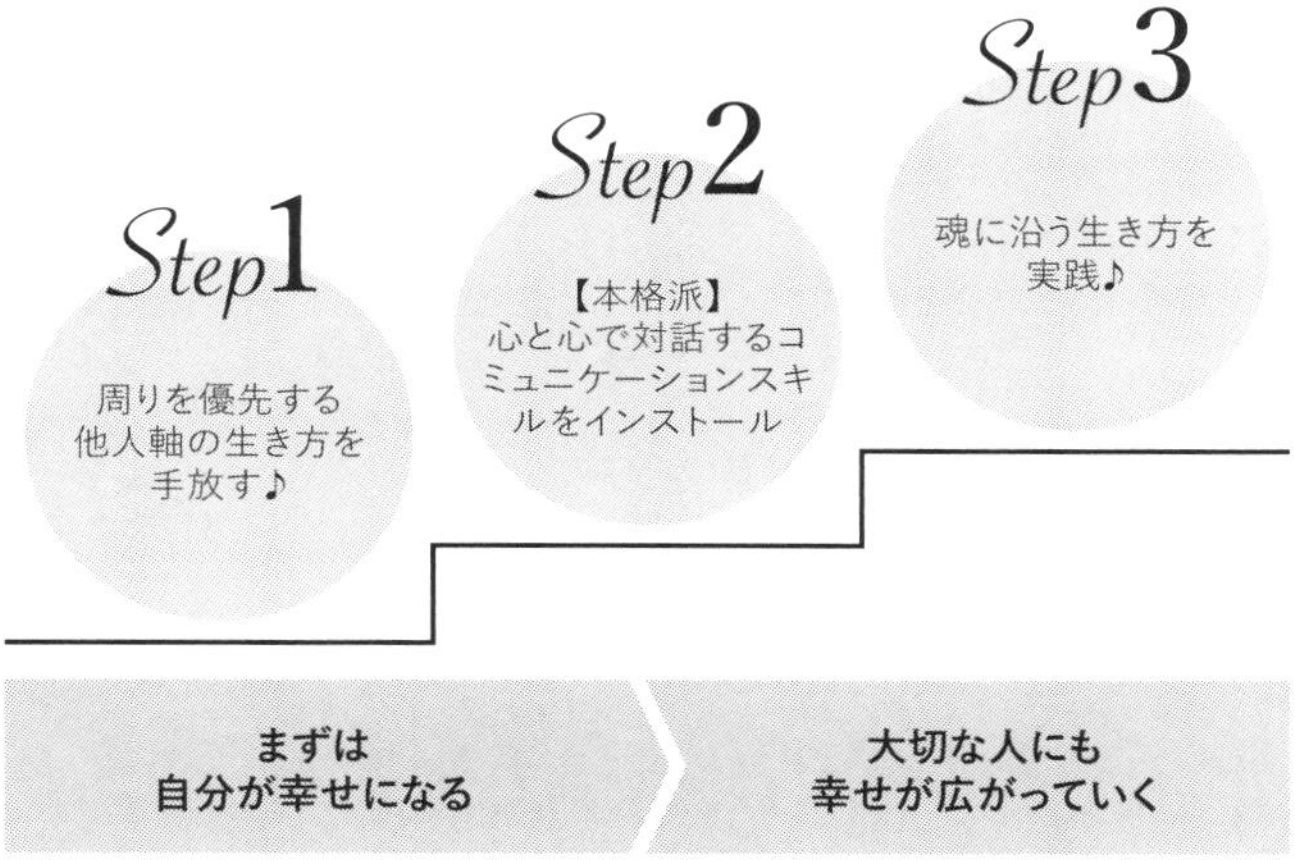

著者作成

点に過ぎません。その先には、どんな状況になっても子どもが拒食症を再発しないという完全克服というゴールがあります。人の脳は現状に満足すると現状維持をし始め前に進まなくなってしまう傾向があるのです。

例えば、花粉症の人が薬を飲んでそのシーズンは花粉症の症状が出なかったというのを、拒食症を克服した状態だとします。これは一見、治ったかのうように見えるかもしれませんが、本質が改善されて症状がなくなったのではなく、薬という外的要因で押さえ込んでいるだけで真の完治ではありません。ですが、症状が出ていないとついつい完治したと勘違いしてしまいます。多くの方がここをゴールに設定してしまいます。ここで私のメソッドを終了させてしまうと、必ず花粉症は再発します。

その次の段階は、毎年花粉が飛ぶ季節になっても二度と花粉症を発症しない状態が完全克服した状態です。メソッド的には、ここまで行けばほぼゴールですが、私が目指しているのはその先です。季節に関係なく花粉がビュンビュン飛んでいる部屋に閉じ込められても、絶対に花粉症を発症しないところまでを目指して、花粉症だったことすら忘れて生きていくレベルにまで達してほしいのです。

メソッドを忠実に実践して子どもの拒食症を完全克服させた母親たちは、脳内データを常にアップデートし、自分を愛し、自分を幸せにすることを最優先にした生き方を習慣化しています。

母親が幸せ拡大のための脳内改革を墓までやるというぐらいの強い信念があれば、子どももその決意をすぐに感じ取り、拒食症を完全克服したその先のますます笑顔溢れる幸せな未来へ母親とともに、自然と歩むようになっていくのです。

拒食症患者だった娘と私の今

最後に拒食症を完全克服した娘と私のその後についてお話させてください。娘が拒食症を完全克服して15年以上が経過しました。その間に娘は大学進学、一人暮らし、就職といった人生の大きなイベントが続きました。一方で、私も娘の就職とほぼ同時に一人で生きていく決断をしました。この間、決して楽しいことだけがあったのではなく、娘にとっては悲しくつらい出来事も何度かありました。

そういった人生の大きな変化が拒食症再発の引き金になるのではないかと心穏やかでないときもありました。それでも、娘はあれから拒食症を再発することはありませんでした。拒食症を患っていたことを忘れてしまうくらい、娘は人生で困難なことが起きてもそれを糧にしていきいきと自分の人生を謳歌し、ますますパワーアップしています。

そんな娘を一言で表現するならば「たくましくなった」という言葉がピッタリだと思っています。たくましいといっても強靭な精神や肉体のことではなく、竹のようにしなやかな心と誰よりも自分のことを信じるたくましい心をもつようになったということです。

拒食症になる前は「どうせ私なんて」が口癖だった娘が、私と価値観が違うことがあると「私はママとは違う人間なんだから、私は私で何が悪いの」「ママと私は価値観が違うの」と自分の意見をはっきり言えるようになりました。そんな言葉を娘から聞くたびに、共依存状態でお互いの顔色をうかがいながらびくびくと暮らしていたあの地獄のような拒食症の日々とは、もう無縁の人生を歩んでいることを実感できるのです。

脳内改革ができていない以前の私であれば、娘がそんな発言をしたならば「子どものくせに、なんて勝手なこと言っているの。親の言うことが正しいに決まっている。親の言うことを聞きなさい」と自分の価値観に従わせようと必死になったと思います。

しかし、娘とともに生まれ変わった私は自分の意見を主張する娘に喜びを感じています。これから先、娘に何が起きても、自己解決力と自分の可能性を信じる自己効力感を備えていることを知っているので、絶対に大丈夫という心地よい安心感に包まれるのです。

拒食症を完全克服した直後に、こんなエピソードがあります。高校を卒業した娘は、短大に進学して一人暮らしを始めました。短大の2年生になり就職活動をしていると思ったら、「これで、就活は最後にする」という内容のメールが娘から突然届いたのです。自分が目指す未来に向けて、就職をするのではなく4年制大学の編入試験を受けることにしたという報告でした。

そもそも事後報告もどうかと思いますが「そんな決断をして、どうするつもり？」とそれまでの私であれば責め立てていました。しかし、娘の心の声と向き合うことを決めた私は「この先は、どんなふうにしていきたいの?よかったら聞かせて」と、本当の気持ちに耳を傾ける返事をしました。

すると、娘は自分なりの将来設計を語ったのです。正直、その内容は私の価値観にはないもので、私だったらそうはしないのにと思う内容でしたが、そもそも親子であっても別の人間です。これまでのように私の価値観で判断して押し付けたり、ダメ出しやコントロールするのではなく、一人の価値ある人間として娘の価値観を大切にし、「そうなんだ。それいいね」と応援をすることに決めました。すると娘は次々とその決断に至るまでの経緯やさらなる将来のプランを語ってくれました。

たとえ、その選択が娘が望む未来につながらなかったとしても、自分で考え、自分で選び、自分が納得したものであり、なんら法律を犯すようなものでなければ私は応援すると決めています。この当たり前でシンプルな親子の関係に、娘が拒食症になったことで私は気がつくことができました。

その後、娘は無事に4年制の大学に編入し卒業することができました。その際の就職活動ではまだ決まったわけではないのに第一希望の会社の近くに部屋を借りてしまったのです。すると、見事に第一希望の会社から内定をもらうことができました。こんな信じられない行動ができるようになったのも、娘の脳内データが幸せになるために日々アップデートを重ね、自分の気持ちを大切に、自尊感情を高くもって生きることができるようになっていたからだと思っています。

今の彼女は、たとえ私が自分の価値観を伝えても自分が自分のいちばんの味方となり、理不尽だと感じることがあれば即座に言葉にして自己主張をします。そのため、心のなかに否定的な感情や自虐的な感情を残すことがないので、身体も健康体でいきいきと輝いています。

私は娘の拒食症克服に取り組んでいたときに、娘に自分の価値観や期待を押し付けることを心のゴミ箱に捨ててしまいました。娘の人生に無責任になるということではなく、親が子に何かを望むというのは自由ですが、親の勝手な期待だからです。子どもにとっては重圧であり、心の負担でしかありません。それでも親思いの子どもは親の期待に応えなければと頑張り、過去の私のように自分の心の声を押し殺して親が望む人生を歩もうとしてしまいます。

拒食症になる子どもたちは人一倍心が優しいので、母親の期待や望みを敏感に感じ、本当の自分を殺して生きています。ただ、その姿は、自分の心を殺し、誰かのために自分を削りながら我慢して生きることは美徳であると信じ生きづらさを抱えた母親に「その生き方をやめて自分らしく幸せになって」と一生懸命知らせてくれているのです。

だから、私は娘を自分の価値観に沿った私の望みどおりの娘にしようとすることを手放し、娘が自分の魂の声に沿って真に自由に豊かに自分らしく輝いて生きることを応援するようになりました。そして、私も自分の魂の声に耳を傾け自由で豊かで自分らしい人生を日々クリエイトしています。

あの日、娘が拒食症になり、完全克服に向けて自分の人生を見直す経験がなかったら、今のような、真に自分らしい生き方とは無縁の、努力、根性、我慢で自分の心を殺し、周りに合わせて自分の魂を削りながら良い人になり、いつか幸せになれる……と、どんなに頑張っても幸せが遠のく生き方を続けていたと思います。

そして、男尊女卑の封建的な嫁ぎ先で心がボロボロになりズタボロ専業主婦のまま「どうせ私には、何もできることなんてない。みんな我慢して生きている。夢なんて叶うはずがない。もう50歳だし、人生に夢も希望も抱かずに生きるしかない」と自分の人生を諦めて、本当の自分を生きることなくお墓に入っていたことは間違いありません。娘が拒食症になって、まるで生き地獄のような苦しい日々でしたが、あの地獄を乗り越えて得たものは何物にも代え難いギフトだったと今は感謝の気持ちでいっぱいです。

今の私と娘の関係は、親子という上下の関係ではなく、お互いがお互いを一人の人間として認め思い合う距離感のちょうど良い友達のような関係になりました。

ここまでくるのに大変なまわり道をしたかもしれませんが、今はお互いが最高にハッピーな人生を歩んでいます。

おわりに

あなたの大切な命の時間を使って最後までお読みくださり、本当にありがとうございました。本書で書かせていただいたことは、たとえ医師から「治らない」と繰り返し言われても、

「医師が治せないなら私が治す！」

「娘が拒食症を完全克服するまで絶対に諦めない」

「いつか拒食症が治るということを世の中の常識にする！」

と決め、私と娘が自分の心と身体を使って実験し、山のような失敗を重ね、たくさんの涙を流し、悔しい思い、惨めな思いをし、何度倒れても、もう一度立ち上がって自分たちの実験を重ねながら見つけた、どこにもないものです。このアヤコ式メソッドがあなたとあなたの大切なご家族にも真の笑顔を取り戻すきっかけやヒントになれば、とてもうれしく思います。

２００７年、訪ねたすべての病院で「この病気は一生治らないか、治るとしても繰り返す恐ろしい病気」と医師から宣告されました。娘が通っていた高校からは「もし学校で何かあったら、学校の名誉に傷がつくので学校に来ないでほしい」とまで言われました。私は、学校へ行けないなんてダメな人間だと泣き叫ぶ娘の気持ちをくみ、「何かあったら私が責任を取りますからどうか通わせてやってください」と学校に頭を下げました。そして、身長１６３㎝で体重は30㎏あるかないかの身体で、娘は片道２時間の通学を続けたのです。決して学校が楽しかったからではなく、学生の身分でありながら学校へ行かずに休む自分には、生きている価値がないと思い込んでいたからです。

娘は、家と同じように学校でもほとんど食べることができず、お昼ご飯は保健室の先生の隣で幼稚園児より小さなお弁当を1時間以上かけて食べていました。当時の娘は、自分がちゃんと食べているかどうかを先生が見張っているから苦しいといつも嘆いていました。拒食症の娘と向き合う日々は、毎日が恐怖と不安でいっぱいで、生きた心地がせず目の前が真っ暗でした。

かつてセミナーを渡り歩いていた私は、どんなに学んでも表面的な知識が増えるだけで、一向に人生が好転せず苦しみました。でも、娘の拒食症をきっかけにようやく根本的な原因を理解し、永遠の苦しみから解放されたのです。ただ、娘を拒食症から克服させると決めて最初にやったことは、娘ではなく自分自身を変えることでした。私が変わって、娘が変わっていきました。私が自己肯定感を上げれば、娘の自己肯定感が上がっていきました。私が自分を責めることをやめれば、娘は自分を責めなくなりました。私が自分を褒めたり肯定するようになると娘が自分を褒めたり肯定したりするようになりました。私が夫への依存マインドを捨てれば、娘が自立マインドをもち始めました。それを近くで見ていた私がいちばん驚きました。このような克服法は、決して医療界にはありません。だからこそ、病院では治らなかったことがこのとき初めて確信をもって分かったのです。

拒食症を根本から解決する方法は、ちゃんと存在します。だからどうか、今は苦しみのさなかにいたとしても、諦めないで！

実は、子どもの不登校、引きこもり、昼夜逆転、自傷行為、過敏性腸症候群、対人恐怖症などの根本的な原因も拒食症と同じです。子どもが一人で勝手に病気になっているのではありません。母親が抱えている潜在的な生きづらさと思考パターンが、さまざまな問題となって子どもに表れているのです。小手先の言葉掛けで、不登校の子どもが学校に行ったからといって、過食症の子どもが過食を止めたからといって、それだけでは根本的に解決したとはいえません。

実際に、拒食症以外にもこれらの問題を抱えた子どものお母さま方からも多数の相談を受けますが、本書で解説したメソッドに母親が本気で取り組めば、子どもたちはそれぞれの問題を克服していきます。理論や理屈、常識や正論、親や先生の圧力、脅しでは決して動かなかった子どもの心が解放されて動きだすのです。

しかし、母親が根本的な原因を解決しない限り、子どもの心の問題は繰り返されます。それどころか、将来子どもが結婚して家庭をもったとき、そこに生まれてきた子どもにも母親の生きづらさが投影され、世代間連鎖してずっと続くのです。母親が子どもから逃げたり、離れて暮らすなど子どもを遠くへ追いやったりしても、心の病は克服できません。脳内データがなんら書き換わっていないからです。そして、母親に心から向き合ってほしかったと思う子どもの心は裏切られ、症状がより悪化するばかりです。子どもは、母親がもう目を背けられないほど症状を悪化させ、病気というメッセージを使って自分のほうを向かせようとします。子どもの心の病には、そういう深い意図が隠されているのです。

もし、母親のあなたがお子さんの心の病を解決しようとするならば、克服するために最も大切なことはスキルではありません。本気で子どもを病から克服させると決める、その心持ちです。アヤコ式メソッドは、あなたのその思いを実現に導くための手段です。やることといえば、シンプルでそれほど難しいことではありません。ですが、どうかその心持ちを忘れず、最後まで諦めずに取り組んでいただけたらと思います。

また現在、拒食症の子どもをもつお母さま方を対象として、無料動画講座を行っています。登録時に『拒食症の完全克服を引き寄せるチェックリスト』も取得できます。下のQRコードから登録でき、一人でも多くの方の力になれたらと考えておりますので、ご活用していただければ幸いです。

なおアヤコ式メソッドの「コーチ・アヤコ式®コーチング」「コーチ・アヤコ式®カウンセリング」は登録商標になります。本書の一部あるいは全部を無断で複写複製することは、法律で認められた場合を除き著作権の侵害となりますのでご注意ください。

最後に、子どもの拒食症やさまざまな心の病を短期間で克服するためのポイントをお伝えします。

①母親が自分を幸せにすると決める

②母親が思考の癖を変える

③母親が言葉の癖を変える

この３つです。

優しいあなたが、誰かのために自分の身を削りながら生きてきたあなたが、頑張り続けてきたあなたが、もうこれ以上苦しむことがありませんように。

この本を手に取ってくださったすべての方に、笑顔溢れるすばらしい未来が訪れますように。

２０２３年3月吉日

赤松史子

【著者プロフィール】

赤松史子（あかまつ・あやこ）

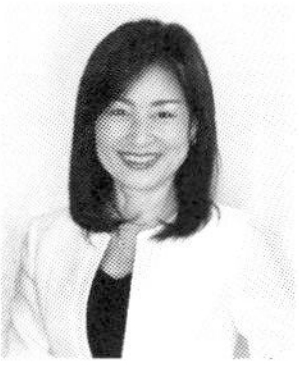

拒食症克服専門カウンセラー

2008年、この病気は一生治らないと医師に見放された愛娘の拒食症を6カ月で克服に導き、医師からは信じられないと驚がくされる。この経験から母親の関わり方を変えることで子どもの拒食症を克服に導く「アヤコ式メソッド」を独自に開発する。そのメソッドをブログで公開するとカウンセリングの依頼が殺到。個別セッションのリピート率は98%を誇る。

子どもの拒食症克服のみならず過食症や引きこもりなど、さまざまな心身の不調の克服や、母親が抱えている生きづらさの解消などを手掛け、延べ1万2000人超の人生を好転させている。

公式HP

https://counselling-ayako.com

本書についての
ご意見・ご感想はコチラ

子どもを完全克服に導く
アヤコ式 拒食症改善メソッド

2023年3月20日　第1刷発行

著　者　　赤松史子
発行人　　久保田貴幸

発行元　　株式会社 幻冬舎メディアコンサルティング
〒151-0051　東京都渋谷区千駄ヶ谷4-9-7
電話　03-5411-6440（編集）

発売元　　株式会社 幻冬舎
〒151-0051　東京都渋谷区千駄ヶ谷4-9-7
電話　03-5411-6222（営業）

印刷・製本　中央精版印刷株式会社
装　丁　　立石愛

検印廃止

Printed in Japan
ISBN 978-4-344-94466-4 C0047
幻冬舎メディアコンサルティングＨＰ
https://www.gentosha-mc.com/